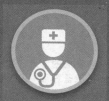

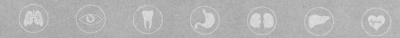
患者咨询常见问题与解答丛书

消化科

XIAOHUAKE

丁香园
WWW.DXY.CN

纪光伟 主编

化学工业出版社
·北京·

本书立足于消化科常见病、多发病的诊治，兼顾了一些少见、疑难病的诊治。介绍了消化科常用的插胃管、肠道准备等常用诊疗技术，以及ERCR、无痕外科技术等国内外先进的技术及医学进展。

本书有助于加强消化科专科医务工作者与患者的沟通，有助于提高患者对专科相关知识的认识。

图书在版编目（CIP）数据

消化科／纪光伟主编．北京：化学工业出版社，2014.5
患者咨询常见问题与解答丛书
ISBN 978-7-122-16487-2

Ⅰ．①消…　Ⅱ．①纪…　Ⅲ．①疾病－诊疗－问题解答
②消化系统疾病－诊疗－问题解答　Ⅳ．①R4-44②R57-44

中国版本图书馆CIP数据核字（2013）第025834号

责任编辑：杨燕玲　　　　　　　　文字编辑：何　芳
责任校对：王素芹　　　　　　　　装帧设计：张　辉

出版发行　化学工业出版社
　　　　　（北京市东城区青年湖南街13号　邮政编码100011）
印　　装　三河市延风印装厂
850mm×1168mm　1/32　印张8　字数194千字
2014年7月北京第1版第1次印刷

购书咨询：010-64518888（传真：010-64519686）
售后服务：010-64518899
网　　址：http://www.cip.com.cn
凡购买本书，如有缺损质量问题，本社销售中心负责调换。

定　　价：25.00元　　　　　　　　版权所有　违者必究

编写人员名单

主　　编　纪光伟

副 主 编（按汉语拼音为序）

　　　　　柏　愚　李　博（甫　寸）李长青

编写人员（按汉语拼音为序）

　　　　柏　愚　　第二军医大学长海医院
　　　　陈恩强　　四川大学华西医院
　　　　陈峰松　　江苏省海门市人民医院
　　　　陈伟力　　江西省九江市第一人民医院
　　　　高峰玉　　青岛市海慈医疗集团
　　　　顾广祥　　中山大学附属第一医院
　　　　胡友莹　　安徽理工大学医学院
　　　　纪光伟　　武钢第二职工医院
　　　　李　博　　中国中医科学院西苑医院
　　　　李长青　　山东大学齐鲁医院
　　　　梁志海　　广西医科大学第一附属医院
　　　　林利军　　黑龙江省鸡东县人民医院
　　　　刘光辉　　同济大学附属同济医院
　　　　武金宝　　包头医学院第二附属医院

其他参与人员

　　　　陈彩平　　武钢第二职工医院
　　　　陈言东　　包头医学院第二附属医院
　　　　党　彤　　包头医学院第二附属医院

慧　妍	包头医学院第二附属医院
栗　鹏	包头医学院第二附属医院
林　华	三峡大学仁和医院
刘　芬	河南省新乡市解放军371医院
罗　钢	江西省九江市第一人民医院
刘文军	包头医学院第二附属医院
刘淑芳	武钢第二职工医院
马继龙	三峡大学仁和医院
孟宪梅	包头医学院第二附属医院
饶瑞林	武钢第二职工医院
任丽梅	包头医学院第二附属医院
田继刚	包头医学院第二附属医院
涂武超	武钢第二职工医院
夏甘霖	武钢第二职工医院
徐廷玉	武钢第二职工医院
王　晶	包头医学院第二附属医院
王　燕	包头医学院第二附属医院
王竞悦	武钢第二职工医院
闫　杰	上海市嘉定区南翔医院
杨艳琴	武钢第二职工医院
易小梅	武钢职业病防治所
张丽颖	中国中医科学院西苑医院
赵　敏	四川省妇幼保健院
郑　堃	武钢第二职工医院
周　怡	包头医学院第二附属医院
赵迎盼	中国中医科学院西苑医院

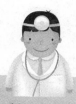

前　言

　　消化系统疾病是临床上常见的疾病，其疾病种类多、病情复杂、病情变化快，且涉及内科、外科、生理、病理、生化、影像和分子生物等临床和基础许多学科。同时，在医疗技术高速发展的今天，消化系统疾病的诊断和治疗技术的进步也是日新月异的，及时学习和掌握这些新技术和新方法，尽快将这些技术和方法应用于临床，造福于广大患者，是我们每个医务人员的责任。

　　在临床工作中，患者常向医生提出许多关于疾病诊断和治疗的问题，如何准确、通俗地回答患者这些问题，对于临床工作的开展，对于患者的诊断和治疗，是有着重要意义的。

　　本书立足于常见、多发疾病的诊治，兼顾了一些少见疾病的诊治；从插入胃管、肠道准备等一般的诊疗技术，到ERCP、无痕外科技术等先进的诊疗技术和国际医学的新进展，兼顾了普及与提高。

　　在医学模式转换的今天，加强与患者的沟通，有助于提高患者对疾病的认识，有助于疾病的诊治，更有助于和谐医患关系，减少医疗纠纷的发生。为此，化学工业出版社和丁香园（www.dxy.com）网站组织编写了本书，希望对医务工作者，尤其是年轻的医务人员能有所帮助。

　　本书的编写过程中，丁香园组织了该站有丰富临床经验的资深站友参加了编写工作。丁香园网站李天天站长也多次过问本书，为本书增色不少。

　　由于我们的水平有限，不足之处，请各方专家和读者批评指正。

纪光伟

2013年12月于武汉

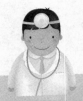

目　录

第二篇　肝胆胰脾疾病

第三篇　胃肠疾病篇

第四篇　中医篇

第五篇　医患沟通

参考文献

第一篇 症状与诊断、治疗技术

 1.哪些食物可以加重反酸和烧心?

答：反酸和烧心是胃食管反流病的典型症状。胃食管反流病的症状部分可能与饮食中的饱和脂肪酸和单不饱和脂肪酸有关，它们主要来源于动物性食物。而植物来源的多不饱和脂肪酸摄入量与胃食管反流病的发生无关。目前的研究认为，对于已经存在胃食管反流病的患者，调整饮食对症状的缓解没有明显效果。其原因可能是饱和脂肪酸和单不饱和脂肪酸不利于胃的排空，从而加重反流症状。此外，长期进食上述食物的人，容易发生肥胖；而肥胖是胃食管反流病的危险因素。

但是，单纯的饮食结构改善并不能改善胃食管反流病患者的症状。改善饮食结构的主要意义在于可以降低Barrett食管和食管腺癌的发生率，两者被认为是胃食管反流病的主要并发症之一。

因此，过量食用动物性食物，可以加重反酸和烧心的症状，但已经存在胃食管反流病的患者，单纯依靠饮食调整并不能有效减轻症状。

（李长青）

 2.吞咽困难是怎么回事?

答：吞咽动作的顺利完成需要中枢神经系统、与吞咽相关的神经和肌肉以及食管结构和功能的协调。

食管病变导致的吞咽困难分为机械性梗阻和功能障碍两类。机械性梗阻最常见的原因有食管癌、食管异物、腐蚀性食管炎等；功能障碍常见的有贲门失弛缓症、食管弥漫性痉挛等。对于机械性梗阻所致的吞咽困难，经过常规的辅助检查，如内镜、X线检查，结合病史、体格检查多数能够明确病因，但功能障碍很多需要借助特殊的辅助检查，如食管测压等技术才能明确诊断。

导致吞咽困难的原因还有很多，部分是因为中枢神经系统病变，如脑血栓、帕金森病等，但对部分问诊、体格检查和辅助检查排除食管病变的患者，应考虑中枢、肌肉病变的可能。

（李长青）

 3.吃东西被卡住可以用食物帮助吞咽吗？

答：吃东西时食物卡在食管里，会有胸骨后梗阻感、胸痛和呼吸困难的症状。用喝水或者其他食物帮助吞咽，是生活中常用的方法。对于非固体的、可溶性的以及细小的食物，这种方法效果明显。实际上，食管有很强的蠕动和廓清能力，食管黏膜还能够分泌大量的黏液，吞咽的唾沫也能够帮助润滑和消化食物。但对于固体的，尤其是质地较硬、形状尖利的食物，如鱼骨、果核等，这种方法很多时候不能奏效，甚至会带来严重的危险。类似的食物卡在食管里时，有可能部分刺入食管壁，强行吞咽有可能造成食管的进一步划伤。更有甚者，食管上端的狭窄部位紧邻主动脉。尖锐的物体有可能刺穿食管壁插入主动脉内。强行吞咽会造成致命的大出血。所以如果是被坚硬锐利的东西卡住食管，不要强行吞咽，要在进行必要的检查，如X线、食管镜明确梗阻的情况后决定处理措施。最常用的方法是通过食管镜取出滞留的异物；如果阻塞部位有明显炎症、损伤和出血，还需要进一步进行抗炎等药物治疗，如果食管镜取出困难，并且有可能异物尖端插入纵隔或主动脉内，则需要手术治疗。

（李长青）

 4.胸痛在什么情况下考虑食管的原因？

答：胸痛有一部分是由食管病变引起的，但还可能是心脏和肺部疾病引起的，部分心源性和肺源性胸痛有导致生命危险的可能。在考虑食管源性胸痛之前，必须要排除心脏和肺源性胸痛，如心绞痛、心肌梗死、肺动脉栓塞和肺癌等。

食管源性胸痛是非心源性胸痛的主要原因，包括胃食管反流病、弥漫性食管痉挛、贲门失弛缓症和胡桃夹食管等，又以胃食管反流病最为常见。因此，如果胸痛患者经心血管系统检查排除心脏病变后，尤其是胸痛伴有反流症状，如烧心、反酸，进食后立即出现胸痛者，应考虑食管源性胸痛可能。

对怀疑食管源性胸痛患者可选择食管镜、食管压力测定和食管pH监测等。也可行实验性抗反流治疗，如质子泵抑制剂、促动力制剂等，如治疗有效则提示胃食管反流病。其他食管动力障碍，如弥漫性食管痉挛、贲门失弛缓症和胡桃夹食管等，则需要食管压力测定才能确诊。

（李长青）

 5.腹痛一定是有腹腔脏器的病变吗？

答：腹痛最常见于腹腔脏器的功能或器质性的病变，如胃肠系统疾病、胆道、胰腺、泌尿生殖系统和妇科疾病等。但也有可能是其他系统病变牵涉到腹部，或者全身性疾病的腹部表现。比较常见的有：① 胸部疾病如急性心肌梗死、急性心包炎、肺炎、胸膜炎、带状疱疹和食管裂孔疝等。② 腹部大血管病变如腹主动脉夹层动脉瘤等。③ 神经系统病变如神经官能症、经前紧张症和腹型癫痫等。④ 其他全身系统疾病如过敏性紫癜（腹型）、铅中毒、尿毒症、血卟啉病等。

因此，在临床上遇到腹痛的患者，在腹部疾病不能解释的时候，应该考虑腹部以外的疾病，以免发生误诊。

（郑　堃）

6. 早孕反应时吃不下东西怎么办？

答：妊娠的早期，血中升高的人绒毛膜促性腺激素（HCG）可能导致早孕期的妊娠反应，精神紧张、焦虑、忧郁、生活压力大者可加重早孕反应。出现乏力、不思饮食，轻微的恶心、呕吐等早孕反应，这是妊娠期间的正常现象。早孕反应一般不影响日常的生活和工作，多数不需要治疗，通过卧床休息，保证充足的睡眠，心情舒畅，均衡营养膳食，可以选择自己比较喜欢吃的东西，并且丰富食物的种类和感官性状，激发食欲，少食多餐，多吃蔬菜、水果等富含维生素的食物，防止酸中毒，多饮水，保持大便通畅，这样可以缓解早孕反应。

如果少数孕妇出现频繁呕吐，不能进食，则可能发生体液失衡、代谢性酸中毒，甚至出现肝、肾功能损害的时候，则需要住院治疗。

（赵　敏）

患者咨询常见问题与解答丛书——消化科

7. pH监测无酸反流的反流症状是否还需要用质子泵抑制剂治疗？

答：24h食管下端pH监测曾经被认为是诊断胃食管反流病的金标准，但近年来的研究认为，该技术的准确性并不高，且检查过程比较繁琐，患者需要提前3d停用所有药物，检查过程中患者会有一定的不适。目前认为，对于胃食管反流病不需要常规进行

pH监测。最经济和准确的方法是给予质子泵抑制剂（PPI）抑酸治疗，如果治疗有效则可以诊断胃食管反流病，继续服药治疗。如果无效，则可以进一步进行监测，以明确反流的性质，但不管监测结果如何，都不再适用于PPI治疗。所以是否需要PPI治疗，应根据患者服用PPI的治疗反应，pH监测结果可供参考。

（李长青）

8.上消化道出血患者什么时候可以进食？

答：禁食目前依然是临床上治疗上消化道出血患者的常规治疗，但禁食对上消化道出血治疗效果的影响，目前缺少足够的证据。其原因是临床上难以对其进行随机的对照观察，尽管理论上临床医生对是否应该禁食尚存在争议。

有观点认为，消化性溃疡所致出血患者不应要求禁食，理由是进食可以中和胃酸，有利于溃疡的愈合和出血的停止。而食管静脉曲张引起的出血则应该禁食，理由是进食会进一步损伤曲张的静脉血管。此外，凡是需要手术治疗的上消化道出血患者，为避免手术过程中误吸，均应禁食，必要时还要进行胃肠减压。大出血存在血流动力学障碍的患者，一般无法进食或进食会加重病情。

因此，对于出血病因不明、有活动性出血、需行内镜或介入和手术治疗、存在血流动力学障碍的患者，均应禁食。当患者病因明确，出血停止，生命体征平稳后可以考虑进食。

（李长青）

9.如何分辨吐血是否来自消化道？

答：判定吐血是否来自于消化道可以从几个方面入手：第一，既往病史中是否有长期消化不良、慢性肝病和消化道手术史，是否服用过损伤消化道黏膜的药物等；第二，吐血时是否伴有恶心、呕吐，如有恶心、呕吐，则可判定为消化道出血；第三，能否排除其他原因的吐血，如口腔疾病、鼻咽部和呼吸道疾病引起的出血；第四，是否有便血，如大便中有暗红色血液，则消化道出血的可能性大，如为黑粪则无法排除呼吸道和口腔出血咽下所致；第五，消化内镜和肠系膜动脉血管造影可以确定消化道出血的部位。

（李长青）

10.上消化道大出血时为什么要用三腔二囊管?

答： 门脉高压引起的食管-胃底静脉曲张破裂出血约占上消化道大出血的20%。其出血往往来势凶猛，常可危及生命。因此，对这类患者进行及时有效的治疗尤为重要，使用三腔二囊管压迫是一种简单、有效的方法，只要操作得当，可挽救患者生命，为进一步治疗创造条件。

三腔二囊管的三腔是指通向三个独立腔隙的管道，为通胃气囊管、胃管和通食管气囊管。其中胃管可起到胃减压、注入止血药物的作用，如注入去甲肾上腺素冰盐水止血、抽取胃液来判断止血效果。二囊是指胃气囊和食管气囊，可分别注入空气或无菌生理盐水，利用充气（或充水）的气囊分别压迫胃底和食管下段的曲张静脉，达到止血目的。

操作的注意事项如下。

① 操作前应向患者和家属告知使用三腔二囊管的必要性，向患者做好宣教工作，取得合作。

② 操作前应认真检查三腔二囊管是否通畅，有无漏气、破损，并认清各管腔标识、容量、注气及放气顺序，避免发生操作错误。注气时先向胃囊注入空气或生理盐水200～300ml，并将其拉入胃底部，然后向食管气囊注入空气或生理盐水120～150ml，放气时则顺序相反。

③ 放置三腔二囊管后，每12～24h放气15～30min，以避免

因压迫引起溃疡；定期检查牵引压力、角度和管腔位置，避免因滑动而影响牵引效果。

④ 拔管指征：一般插管3d，出血停止24h，可分别给胃囊和食管气囊放气，如放气24h无出血则可拔管，拔管前应助患者吞服20～30ml石蜡油，拔管后患者仍需禁食24h。

（徐廷玉）

 ## 11. 消化道出血在什么时候需要输血？

答：消化道出血的输血指征尚无权威性指导意见。一般认为，以下情况被认为需要紧急输血：患者出现低血容量性休克表现；收缩压低于90mmHg❶；血红蛋白低于7g/L或血细胞比容低于25%。但在实际临床中，有些表现为大量出血，病因不明或者病因清楚但估计短时间不能止血的患者，即便没有上述表现，也应积极考虑输血。对于年龄偏大、急性出血量大的患者，往往难以止血，也应及早准备输血。

何时需要输血往往由医生的经验决定，不同医生之间存在一定差异，如对决定输血的血红蛋白浓度，外科医师和内科医师之间就存在明显差异，外科医师往往倾向于更低的血红蛋白浓度作为输血的指征。因此，如何掌握输血的指征，需要根据医生的经验，结合患者的病情灵活掌握，不可机械和教条地执行所谓的输血指征。

肝硬化患者输入大量库存血还可能引起电解质紊乱和肝性脑病，所以肝硬化门静脉高压患者应尽量输注新鲜血。

（李长青）

 ## 12. 输血有什么风险？

答：随着输血检测技术的提高和设备的进步，许多输血的不

---

❶ 1mmHg=0.133kPa。

第一篇 症状与诊断、治疗技术

良反应得到了控制，但仍存在一定的风险。

（1）细菌感染　血液制品保存温度超过20～24℃，会导致细菌的过度繁殖，其中最常见于血小板，如果患者输注血小板后6h内发热，应提示为败血症。

（2）输血相关急性肺损伤（TRALI）　TRALI是输血后数小时内，由特异性白细胞抗体的免疫反应引起的非心源性肺水肿。症状常出现在输血后1～2h，6h内达到高峰。表现为缺氧、发热、呼吸困难。目前尚无特殊治疗，应停止输血，加强监护，尽管TRALI是输血引起死亡的三大原因之一，但多数患者可在96h内恢复。2005年输血相关的死亡报告中，急性肺损伤占34%。

（3）传染病　在过去的20年里，常见因输血引起的肝炎和自身免疫性缺陷综合征，但现在已非常少见。其主要原因是，为减少血源性感染已应用核酸技术，该技术可检出人类免疫缺陷病毒、丙型肝炎病毒、西尼罗河（West Nile）病毒。但目前对疟疾、南美锥虫病（Chagas disease）、严重急性呼吸道综合征、变型库贾病（Creutzfeldt-Jakob disease）仍无法检出。

（4）输血反应　全身麻醉可能掩盖溶血及胆红素输血反应的症状，溶血反应包括低血压、心动过速、血红蛋白尿、微血管出血，但可能被认为是其他原因所致。在患者清醒时可出现发热、寒战和荨麻疹。

（5）输血相关性移植物抗宿主病（TA-GVHD）　1987年国外才首次确诊。TA-GVHD的漏诊率高，疗效差，病死率超过90%。

TA-GVHD的发病机制较为复杂，与受血者的免疫状态、输注淋巴细胞数量、供受者的人类白细胞抗原（HLA）单倍型基因有关。研究显示，一级亲属间（父母与子女）输血合并TA-GVHD的危险性比非亲属间输血高11～21倍，这就是为什不主张亲属之间输血的原因。

TA-GVHD的症状极不典型，而且容易与药物、放疗和化疗的副作用相混淆。常发生在输血后4～30d（平均21d），临床上以发热和皮疹多见。皮肤出现红斑和细小斑丘疹，逐渐向全身蔓延，伴有发热、腹泻、黄疸、肝功能异常、全血细胞减少、肾功能衰竭，多死于严重感染。

（纪光伟）

 ## 13.为什么胃肠道疾病的症状容易在夜间加重？

答：有经验的医生和患者都会注意到这样一个现象，多数胃肠道疾病的症状会在夜间加重，其机制可能为：夜间迷走神经兴奋性增高，胃酸分泌增多，同时胃内食物排空，不能中和胃酸，因此，消化性溃疡容易出现夜间疼痛加重。除此之外，昼夜作息时间不规律，夜间睡眠不足本身也是许多功能性胃肠病的诱发和加重因素，有研究表明，经常倒换夜班（在白班和夜班之间切换）者比长期上白班或长期上夜班者更容易发生肠易激综合征。分子机制方面，L-精氨酸/一氧化氮（NO）/环磷酸鸟苷（cGMP）的昼夜节律改变也是部分胃肠道疾病症状加重的原因。此外，夜间内脏血供减少也能够加重胃肠道症状。

对胃肠道症状夜间加重的患者，首先应该注意睡前不要进食，对有明确消化道疾病的患者，如消化性溃疡，必要时可改为睡前服药。

（李长青）

 ## 14.上腹不适应该怎么选择非处方药？

答：上腹不适统称为消化不良，多数的是功能性消化不良，按照罗马分类标准，可以将功能性消化不良分为上腹痛综合征和餐后不适综合征。两者反映了不同的发病机制，主要以症状出现在餐前还是餐后来分类。如果餐前症状明显，则症状的出现以胃酸相关为主，可以选择抗酸药或抑酸药；如果餐后症状明显，则症状的出现以胃动力失调为主，可以选择改善胃动力的药物。药物选择以非处方药为主，如抗酸药有硫糖铝，果胶铋；促胃动力药物有多潘立酮等。如果服用一周效果不明显，需要咨询专业医生，决定是否继续服药、换用其他药物或者进行必要的检查。

（李长青）

 ## 15. 为什么很多疾病都会出现消化不良的症状？

答：在临床上，很多疾病都会出现消化不良的症状，这是什么原因呢？我们知道，胃肠道的功能需要完整的消化管道和消化腺的分泌，还需要充足的能量、血供和氧供以及完好的内脏神经系统。很多全身性疾病可以从一个或多个角度影响胃肠道的功能，如黏膜的血供减少，回流障碍导致黏膜缺血或淤血，形成黏膜糜烂，甚至出现溃疡；消化道的血供减少，可致营养吸收障碍，内脏神经变性等。呼吸衰竭和心力衰竭都可以影响消化道的能量、血供和氧供，甚至可以严重影响肝脏功能，引起肝淤血而导致肝硬化，继而引起门脉高压，产生腹水，患者会感觉腹胀、食欲缺乏。如糖尿病能够导致内脏神经系统和微血管病变，导致胃轻瘫和便秘等症状。

（李长青）

 ## 16. 糖尿病患者的血糖情况与消化道症状有关系吗？

答：一般认为，长期糖尿病的患者会出现消化道症状，但血糖水平是否与消化道症状呈正相关呢？控制血糖是否有利于消化道症状的改善呢？澳大利亚学者研究认为，短期内的血糖水平与腹痛、便秘、腹泻和腹胀等消化道症状无关。糖尿病相关的消化道症状，目前认为与糖尿病的病程长短、是否存在并发症有关。对于已经出现消化道症状者，控制血糖水平是否可以改善，目前尚无报道。

（李长青）

患者咨询常见问题与解答丛书——消化科

17.恶心、呕吐患者是否要停止饮食?

答：恶心、呕吐患者是否需要停止饮食，应根据具体情况来判定。对于肠梗阻、急性胰腺炎、急性胆囊炎、呕吐伴有呕血等导致的呕吐者，必须暂停饮食，待疾病缓解后才能开始进食。而急性胃肠炎、妊娠等导致的呕吐则不必禁止饮食，反而为了补充因呕吐和伴随的腹泻丢失的液体和能量，需要饮食补充。

（李长青）

18.食欲缺乏的原因有哪些?

答：食欲是维持生命的基本生物本能。食欲缺乏是对食物缺少食欲。短暂的食欲缺乏可能因为情绪、温度的变化、急性胃肠道疾病和上呼吸道感染等引起，一般无需特殊处理。长期的食欲缺乏会形成厌食，导致营养不良和水、电解质紊乱。

厌食的原因主要分为两类：伴有器质性疾病的厌食和神经性厌食症。前者多为消化道或全身疾病导致消化道的蠕动异常和消化腺的分泌异常，如慢性胃炎、慢性胰腺炎所致消化酶不足，消化道肿瘤压迫和侵蚀正常组织；慢性心力衰竭、呼吸衰竭、糖尿病、尿毒症以及甲状腺功能减退症、艾迪生（Addison）病等在内的内分泌系统疾病，影响消化道的血供，损伤内脏神经支配，或直接影响中枢神经系统中管理食欲的中枢等。神经性厌食症多发生于年轻女性，原因尚不明确，大多存在拒绝饮食和主动催吐行为。

（李长青）

19.食物过敏和食物不耐受有什么区别?

答：食物过敏是指人体对食物中的某些抗原产生的超敏反应

而导致一系列的消化系统和全身系统症状。通常认为是由IgE介导的速发型免疫反应,症状明显且出现时间短,与某种明确的食物摄入相关。儿童食物过敏的发病率约为6%,远较成人高,随着年龄的增长,发病率明显下降。最常见的表现为腹痛、血管神经性水肿、各种皮疹、湿疹。此外,尚可引起支气管哮喘、过敏性紫癜等,甚至可引起过敏性休克。

食物不耐受通常是指进由进入体内的食物诱发的IgG介导的迟发型免疫反应,并表现为全身各系统的症状与疾病。其症状出现迟缓且无特异性,可能与未被完全消化的蛋白多肽或大分子通过肠道进入血液或淋巴系统而刺激机体产生免疫损伤有关。

食物不耐受比食物过敏更常见。调查显示,人群中有高达45%的人对某些食物会产生不同程度的不耐受,症状涉及全身消化、皮肤、神经、呼吸和骨骼肌肉等各个系统。其中肠易激综合征、各种皮炎、偏头痛和哮喘等最为常见。多数食物不耐受的患者表现为胃肠道症状和皮肤反应,但不同的人对于同一种食物不耐受可能出现极不相同的症状。如患有功能性胃肠病、口腔溃疡、湿疹、荨麻疹和痤疮等表现的患者,久未查出原因,不妨进行食物不耐受检测。

目前常见的食物不耐受检查的项目有14项,包括牛肉、牛奶、鸡肉、猪肉、鳕鱼、大米、玉米、虾、蟹、大豆、鸡蛋、番茄、蘑菇和小麦。另外,还可以进行90项的食物不耐受检测,包括谷类及薯类、动物性食品、豆类及其制品、蔬菜水果类和纯热量食物。针对检测得到的特异性IgG抗体浓度的不同,可对检测结果进行分级,分为阴性、轻度不耐受、中度不耐受、重度不耐受。此组合是根据大量的临床流行病学统计数据得出的。检测只需抽取1ml血液。抽血前可正常饮食,无需特殊要求。

(郑 堃)

20.吸烟会加重胃病吗?

答：吸烟可能是多数常见上消化道疾病的病因和加重因素之一。吸烟在导致消化性溃疡的主要危险因素中占第四位。吸烟者比不吸烟者出现消化不良症状的概率高20倍。在幽门螺杆菌感染率较低的发达国家，吸烟对消化性溃疡的危险性甚至高于幽门螺杆菌感染。有研究表明，吸烟还是胃癌的高危因素。此外，吸烟会加重消化性溃疡患者的病情，影响溃疡的愈合。消化性溃疡和慢性胃炎患者吸烟后，消化不良症状几乎都会加重。其机理可能为：吸烟可以增加血浆中的自由基，导致消化道黏膜损伤；吸烟可以增加胃黏膜中CXC趋化因子的表达，使幽门螺杆菌感染所致的损伤加重；吸烟还会增加胃泌素的分泌，从而增加胃酸分泌。但目前的证据认为，吸烟并不会导致功能性消化不良的发病率增高。

（李长青）

 21.饮酒对胃病的症状是否有影响?

答：短时间内大量饮酒会导致急性胃黏膜损伤，出现腹痛、恶心、呕吐甚至呕血，多在3～5d内恢复。但长期饮酒是否可以导致慢性胃炎、消化性溃疡和功能性消化不良的发生尚无定论。有研究发现，长期饮酒者容易出现胃黏膜损害和胃黏膜萎缩，即慢性胃炎表现，但是否饮酒与是否存在慢性消化道症状无关。目前没有证据表明长期饮酒和消化性溃疡有关。最近的研究发现，每周饮酒7次以上，消化不良和腹痛症状显著增高。饮酒对消化道的损伤主要来自于直接腐蚀，与饮酒相关的营养不良、肝损伤、免疫失调和吸收不良等的关系尚不明确。

（李长青）

22.情绪对胃病的症状是否有影响?

答：情绪变化等精神心理因素对胃病症状的影响是确凿的。人如果长期处于精神压力，受到重大负面生活事件的影响，更容易发生各种消化道器质性和功能性疾病，如消化性溃疡、功能性消化不良和肠易激综合征等。

其原因主要在于自主神经系统对慢性应激的调控紊乱。消化系统的自主神经系统又称为肠神经系统，和交感神经系统、副交感神经系统、中枢神经系统一样，均起源于人类胚胎的外胚层。既能独立工作，又和中枢神经系统双向沟通。当消化道出现炎症、压力增高等刺激时，中枢神经系统可以感知到疼痛。而中枢感受到的情绪改变等刺激，肠神经系统可能当成内脏来源的刺激，从而产生腹痛、腹泻等消化道症状。其中，脑和肠神经中共同的神经递质 5-羟色胺发挥了重要的作用。所以，对于部分胃病经常规治疗无效的患者，应用抗焦虑、抗抑郁药物，同时应用心理疗法可以取得很好的效果。

（李长青）

23.怎样的大便习惯才算正常?

答：很多人认为只有每天一次大便才算正常，其实大便习惯因人而异，正常范围也较宽。一般认为，最多不超过每日三次，最少不少于三日一次就算正常。即便每日排便一次，如果排便伴有窘迫感，排便费力，排便伴有不尽感，排便疼痛，大便干结或过稀，排便时间过长等也不算正常排便。简单地说，不伴有痛苦或影响生活质量的排便即可认为是正常的。

（李长青）

24.便秘的原因有哪些?

答:便秘不是一种独立的疾病,它是由多种疾病引起的一种复杂症状,与年龄、性别、饮食、职业、遗传等多种因素有关。

正常排便的条件包括以下九点:①肠道有适量的水分和一定容量的粪便;②正常的消化道功能和结构;③远端结肠粪团对肠壁的刺激;④直肠对扩张的反应;⑤肛门内括约肌对扩张的反射性松弛;⑥周围神经系统对扩张刺激的正常反应,并传递至中枢;⑦中枢神经对输入刺激的适当反应;⑧心理上做好排便准备;⑨辅助肌群的协调运动,使腹压增高。以上任何环节发生障碍都可能导致便秘。

根据便秘是否伴有脏器的病理改变分为器质性便秘和功能性便秘。

引起功能性便秘的常见原因有:①进食量少或食物中缺乏维生素;②生活无规律,工作或精神紧张而忽视或抑制便意;③活动少或年老体弱,而致结肠运动功能减退;④多次妊娠致腹肌和盆腔肌力不足,致排便无力;⑤结肠过长使粪便在其中停留时间过长而致水分吸收过多;⑥长期使用泻药、镇静止痛药、抗胆碱能药使肠道肌肉松弛,引起便秘。

常见的器质性病变有:①肛门直肠病变,如痔、肛裂、肛周脓肿、直肠炎等引起排便疼痛,患者惧怕排便;②梗阻性便秘,如结肠肿瘤、肠梗阻和肠粘连等;③腹腔或盆腔内肿瘤压迫肠管;④全身性疾病,如尿毒症和黏液性水肿使肠壁肌肉松弛,铅中毒可致肠壁肌肉痉挛等都可致便秘。

(胡友莹)

25.长期便秘的妇女为何要做妇科检查?

答:便秘是指7d内排便的次数少于2～3次,粪便量少,干硬呈结节状，有便意但排便困难。女性长期便秘的原因有很多，包括个人习惯、经产妇、进食量少或食物缺乏纤维素、运动量较少、长期对泻药的依赖、痔等均可导致便秘的发生，患有妇科疾病如多发性子宫肌瘤或子宫腺肌瘤时，增大的子宫或盆腔包块压迫直肠而产生压迫症状，也可引起便秘；如果压迫膀胱，可出现尿频、尿急，妇科检查可扪及子宫增大，部分患者在子宫后壁可扪及明显突出的包块。所以，对于长期便秘的女性患者，做妇科检查是必要的。

（赵　敏）

26.为什么同桌进餐，有人发生腹泻，而有人却没事？

答：引起腹泻的原因很多。根据发病机制不同分为分泌性腹泻、渗透性腹泻、吸收不良性腹泻和肠蠕动增强性腹泻。根据病因不同分为感染性腹泻和非感染性腹泻。

非感染性腹泻常见的原因主要有三类。①食饵性腹泻：由于饮食不当所致。②过敏性腹泻：主要是对牛奶中的蛋白过敏导致肠黏膜通透性改变而发生腹泻。③其他非感染性腹泻：如肠黏膜缺乏双糖酶，食用富含双糖（包括蔗糖、乳糖、麦芽糖）的饮食后即发生腹泻。此外，如果患有肝、胆和胰腺病变，会影响脂肪的消化吸收而出现脂肪性腹泻。

所以，当与别人共餐时总是个别人出现腹泻，而其他人没有腹泻，是过敏性腹泻、乳糖不耐症，还是患有肝、胆和胰腺的疾病所致，就应该从自身寻找原因。

（胡友莹）

27.什么食物会导致或加重腹泻？

答：腹泻时应该避免食用可以促进胃肠运动的食物，如粗粮、生冷瓜果和凉拌菜以及含粗纤维多的韭菜、芹菜和榨菜等；

坚硬、不易消化的肉类，如火腿、香肠和腌肉等；刺激性食物如辣椒、烈酒、芥末、辣椒粉，以及肥肉、油酥点心等高脂肪食物。

腹泻患者不宜食用的常见食物如下。

① 蔬菜类：荠菜、韭菜、芹菜、洋葱、丝瓜、青椒、毛豆、生菜、榨菜、黄花菜、四季豆和苦瓜。腹泻时应该尽量减少吃蔬菜，一方面是因为有些蔬菜含有粗纤维，促进肠蠕动，会加重腹泻；另一方面是因为许多新鲜蔬菜，如小白菜、韭菜、菠菜和卷心菜等，含有亚硝酸盐或硝酸盐，当人处于腹泻、消化功能失调或胃酸过低时，肠内硝酸盐还原菌大量繁殖，此时食入上述蔬菜，会导致中毒而引起肠源性发绀。

② 水果类：番石榴、梨、菠萝、杨桃、柿子和其他生冷瓜果。

③ 肉类：经油煎或油炸的肉类、蛋、火腿、香肠和腌肥肉。因为这些食物含有较多的脂肪，不易消化。

④ 五谷和根茎类：麸皮面包、玉米、糙米饭和芋头等。

⑤ 其他：含粗纤维的核果、干果、烈酒、过甜糕点和果冻等。

总的来说，饮食要清淡，在患病期间不要吃生冷、辛辣和油腻的食物，要吃易消化的食物。

（胡友莹）

 ## 28.什么饮食有助于缓解腹泻？

① 蔬菜类：蔬菜的嫩叶、菜泥、马铃薯、冬瓜、黄瓜、苋菜、油菜和香菜。胡萝卜是碱性食物，所含果胶能使大便成形，吸附肠道致病细菌和毒素，是良好的止泻制菌食物。大蒜有杀菌功能，具有强化胃肠消化作用。

② 水果类：葡萄、西瓜、橘子和经过滤的果汁。苹果也是碱性食物，含有果胶和鞣酸，有吸附、收敛和止泻的作用，最好食用苹果泥。

③ 肉蛋类：鸡、鱼、牛肉、嫩猪肉、动物内脏和蛋等。

④ 五谷类：小米粥、浓米汤等。

（胡友莹）

29.什么食物会导致或加重便秘？

答：精细加工的粮食，其中膳食纤维的含量非常少，而且热量很高，不适合便秘患者食用。如带麸皮的面粉，虽然看起来有点"土气"，但是非常适合便秘者。

水果中富含膳食纤维，便秘者多食有益，但也不是所有水果都适合便秘者。苹果、山楂、乌梅和柿子等水果大都含有较多的鞣酸，具有收敛作用，便秘患者应少吃。

辣椒、葱和蒜等食物容易使肠道内津液缺乏而生便秘，老年人更应注意。吃完辣椒后，可以喝点绿豆汤、甘蔗汁。

酒也会助火伤津，有便秘的人最好不要喝酒。

（胡友莹）

30.什么饮食有助于缓解便秘？

答：便秘者应多饮水，保持肠道粪便中有足够的水分，早晨饮蜂蜜水效果更好。适当摄入高脂食物，如花生、芝麻、核桃及植物油，可以润滑肠道。此外，深海鱼含有丰富的不饱和脂肪酸，不仅具有润滑肠道的作用，还可以预防动脉硬化。便秘者不应食用刺激性食物，如酒、咖啡和辣椒等。

对于无力排便者可多食含粗纤维的食物，因膳食纤维有很强的吸水能力，此作用可使肠道中粪便的体积增大，加快其转运速度，从而有助于缓解便秘。膳食纤维主要来自于植物的细胞壁，在粗粮杂粮、豆类、新鲜蔬菜、水果，尤其是带皮的水果和菌藻类食物中，膳食纤维的含量更为丰富。还可食用产气多的食物，

患者咨询常见问题与解答丛书——消化科

如洋葱、萝卜等，可以促进肠蠕动，利于排便。

常见的通便食物有：糙米、胚芽米、玉米、小米、大麦、燕麦、小麦皮、豆类、南瓜；柑橘果皮、牛蒡、亚麻、韭菜、小青菜、芹菜、四季豆、豌豆和裙带菜；根茎类蔬菜，如胡萝卜、番薯、马铃薯、芋头、竹笋等；藻菌类食物，如海带、口蘑和木耳等也含有丰富的纤维素。此外，香蕉、蜂蜜、酸奶和红枣通便效果也很好。

总之，正确地选用食物纤维的方式，就是摄取未经过精加工的全谷类及其制品、水果（不包括过滤过的果汁）和粗纤维蔬菜等。

（胡友莹）

 ## 31.什么食物会导致或加重腹胀？

答：腹胀与饮食习惯不良有关系。肠道里有很多细菌，当肠蠕动障碍，会造成细菌对食物过度发酵，而产生大量的气体；或因肠道中某种消化酶有问题，导致某种食物的消化不良而被肠内细菌发酵，产生过多的气体而造成胀气。

人体内因为缺乏消化寡糖类及多糖类碳水化合物的酵素，所以在摄取这类食物后，在小肠中不被消化，到结肠中被肠内细菌分解利用，产生大量气体，如二氧化碳、氢气和甲烷等。所以摄食这些产气食物后，可能导致腹胀。这些食物包括：豆类、洋葱、茄子、地瓜、马铃薯、玉米、柑橘类水果、洋葱、萝卜、胡萝卜、芦笋、卷心菜、花菜、蒜苗、添加甜味剂（山梨糖醇）的饮料和甜点等。

（胡友莹）

 ## 32.什么饮食有助于缓解腹胀？

答：促进胃动力的食物可以减轻腹胀。有促进胃肠蠕动作用的食物，一般都是有顺气作用的食物，饮食上可以多吃点白萝卜、香蕉、酸梅汤、山楂水和玫瑰醋蜜等。

① 萝卜：是药食两用的蔬菜，它含有丰富的B族维生素和钾、镁等矿物质，可促进胃肠蠕动，有助于体内废物的排出。

② 大麦及大麦芽：含有维生素A、B族维生素、维生素E、淀粉酶、麦芽糖、葡萄糖、转化糖酶、尿囊素、蛋白质分解酶、脂肪和矿物质等。可促进胃肠道消化和运动功能。

③ 酸奶：酸奶突出的特点是含有丰富的乳酸，能将奶中的乳糖分解为乳酸。乳酸能抑制体内霉菌的生长，可预防使用抗生素类药物所导致的菌群失调。乳酸还可以防止腐败菌分解蛋白质产生的毒物堆积，有轻度腹泻作用，可防止老年人便秘。

④ 苹果：苹果既能止泻，又能通便。其中含有的鞣酸、有机碱等物质具有收敛作用，所含果胶可吸收毒素。对单纯性的轻度腹泻，单吃苹果即可止泻。苹果中含有的纤维素可刺激肠蠕动，加速排便排气，故又有通便作用。

⑤ 番茄：番茄中含有一种特殊成分——番茄素，有助于消化、利尿，能协助胃液消化脂肪，番茄素还能抑制细菌和真菌的生长，可治疗口角炎。

⑥ 橘皮：橘皮对消化的促进作用主要是其含有的挥发油对消化道有刺激作用，可增加胃液的分泌，促进胃肠蠕动。

⑦ 鸡肫皮：又称鸡内金。鸡肫含有胃激素和消化酶，可增加胃液和胃酸的分泌量，促进胃蠕动。

⑧ 番木瓜：未成熟的番木瓜含有番木瓜素，成熟的番木瓜含有蛋白酶，均可促进食物的消化和吸收。

⑨ 白菜：含有大量的粗纤维，可促进胃肠道蠕动，帮助消化，防止大便干结。

喝一点薄荷茶、柑橘茶也可缓和肠胃的胀气。还可做肠胀气的自我运动疗法：将身体平躺，膝盖弯曲，用双手环抱住小腿，尽量将大腿贴近腹部。这个动作可以有效地帮助排气，防止胃中的气体堆积。

（胡友莹）

 ## 33. 腹胀就一定是肠道里气体和（或）液体增多吗？

答：正常人的胃肠道内可有少量气体，约150ml，当咽入胃内的空气过多或因消化吸收功能不良时，胃肠道内产气过多，而肠道内的气体又不能从肛门排出体外，则可导致腹胀。

引起腹胀的原因主要见于胃肠道胀气，还可见于各种原因所致的腹水、腹腔肿瘤等。临床上常见的引起肠道胀气的疾病有：吞气症、急性胃扩张、幽门梗阻、肠梗阻、肠麻痹、顽固性便秘、肝胆疾病和一些全身性疾病。晚期妊娠也可引起腹胀，但属于生理性现象。

多数情况下腹胀是由于肠道内的气体过多引起的，但腹水和肠梗阻时，腹腔内和肠道内的液体增多，也会引起腹胀。

（胡友莹）

 ## 34. 为什么紧张的时候容易出现腹泻或便秘呢？

答：随着医学模式由生物-医学模式向生物-心理-社会医学模式的转变，心理社会因素如生活事件、职业压力、危害健康的行为、负性情绪和性格等对消化功能的影响日益受到重视。长期的精神紧张、情绪波动和严重的精神创伤可影响胃肠道的分泌和运动功能，导致应激性溃疡、腹泻或便秘。如肠易激综合征（irritable bowel syndrome，IBS）是消化科的常见病之一，系指查不出任何器质性病变，而以腹痛、腹泻、便秘、腹泻与便秘交替等为主要临床表现的肠道运动功能紊乱综合征。大量研究表明，本病患者常伴有心理障碍或精神异常表现，症状的出现和加重之前常有遭遇各种应激事件的经历。

应该从以下几个方面来预防和改善紧张所致的腹泻或便秘。

① 要重视心理卫生，解除心理障碍，以利于调整脏器功能。

② 注意饮食卫生，吃饭要细嚼慢咽，使食物在口腔内得到充分的磨切，并与唾液混合，减轻胃的负担，使食物更易于消化，尽量少吃刺激性食品，更不能饮酒和吸烟。

③ 适当参加体育锻炼和娱乐活动，学会自我减少心理上的挫折感，增加愉快生活的体验。

④ 生活起居应有规律，少熬夜，不过分消耗体力、精力，主动适应社会及周围环境，注意人际关系等因素对机体的不良影响。

（胡友莹）

35. 腹泻可以继续吃东西吗?

答：腹泻期间需要对饮食结构进行调整，单纯的禁食是不科学的，也是很危险的。首先，人在腹泻时会大量丢失水分和无机盐，如果得不到及时的补充，有可能导致水、电解质紊乱甚至低血容量性休克。其次，禁食会导致能量和营养物质摄入不足，容易造成低血糖以及诱发心脑血管意外。最后，体内的营养物质缺乏，会延缓胃肠道病变的修复，不利于病情的恢复。

腹泻期间怎么吃？不同的患者需要区别对待。总的原则是清淡饮食，减轻胃肠道负担，避免吃对胃肠道有刺激性的食物。在腹泻症状仍未控制时，可以从补充含有葡萄糖、盐和氯化钾的液体开始，以避免发生脱水和电解质紊乱。方法是少量多次，以减少对胃肠道的刺激。待病情稍缓和后，可以过渡到流质饮食，如米汤和豆浆等。如没有异常反应，可以逐步加强食物中的营养成分，改为稀饭和面条等半流质。选择食物要注意，应低纤维、少渣、易消化。禁牛奶，禁油脂、蔬菜、粗粮，禁大蒜等刺激性食物，食物不可过凉。

病情特别严重、完全无法从胃肠道吸收营养者，可以考虑暂时禁食，改从静脉补充液体和各种营养成分。

（郑　堃）

 36.便血都有哪些原因？

答：便血是指消化道出血经肛门排出的现象。引起便血的常见原因有以下几方面。

（1）上消化道疾病

① 食管疾病：食管炎、食管静脉曲张、食管癌和食管裂孔疝等。

② 胃、十二指肠疾病：消化性溃疡、慢性胃炎、服用阿司匹林和吲哚美辛等非甾体抗炎药引起的急性胃黏膜病变和胃癌等。

③ 肝脏和胆道的疾病：肝硬化引起的食管-胃底静脉曲张、肝癌和肝动脉瘤破裂出血以及胆道疾病所致出血。

④ 胰腺疾病：重症急性胰腺炎、胰腺癌出血等。

（2）小肠疾病　肠结核、肠伤寒、急性出血性坏死性肠炎、克罗恩病、小肠血管瘤、空肠憩室炎或溃疡、肠套叠等。

（3）结肠疾病　急性细菌性痢疾、阿米巴痢疾、溃疡性结肠炎、结肠憩室炎、结肠癌和结肠息肉等。

（4）直肠、肛管疾病　直肠息肉、直肠癌、痔、肛裂、肛瘘和非特异性直肠炎等。

（5）感染出血　肠伤寒、钩端螺旋体病、流行性出血热、重症肝炎和败血症等。

（6）全身性疾病　白血病、血小板减少性紫癜、过敏性紫癜、血友病、维生素C缺乏症、维生素K缺乏症等。

（胡友莹）

37.小便黄就是有黄疸吗？

答：小便黄不一定就是黄疸。正常人的小便就呈淡黄色，这是因为人体内不断有胆红素生成所引起的。胆红素主要来源于人体衰老的红细胞，红细胞中的血红蛋白经过肝脏加工后会生成胆红素再通过肾脏和肠道排出体外，因胆红素呈黄色，所以正常人的大小便均为黄色。

小便黄的原因很多，饮水量少、发热、呕吐和腹泻等使体内水分丢失，会出现尿液浓缩，尿色加深，小便会显得很黄，但不会出现黄疸，多补充水分后就会消除这种现象。

此外，食用胡萝卜或服用维生素B_2、呋喃唑酮、甲硝唑和大黄等中西药可出现尿液变黄，甚至出现皮肤黏膜黄染，这种现象称为假性黄疸，一旦停止服用，黄疸可随即消失。还有许多新鲜瓜果和蔬菜，如南瓜、柑橘和木瓜等胡萝卜素含量丰富的食物，若短期内食用过多，被吸收的胡萝卜素不能很快转化为维生素A，也会出现假性黄疸。

由某些疾病引起的黄疸称为真性黄疸。根据病因分类，分为溶血性黄疸、肝细胞性黄疸、阻塞性黄疸和胆红素先天性代谢功能缺陷性黄疸。这些疾病导致胆红素的来源增加、肝脏的加工处理障碍或排泄受阻，从而使尿色加深、尿液变黄，同时会出现皮肤黏膜黄疸，要及时就医。

（胡友莹）

38.为什么胆道和胰腺疾病患者不能进食油腻食物？

答：胰腺、胆道疾病患者忌油腻、煎炸、辛辣刺激等食物，特别是忌暴饮暴食，因过量进食油腻食物会刺激胰腺大量分泌胰液，并刺激Oddi括约肌痉挛，十二指肠乳头水肿，使胰管内压力增加，胰液排出受阻，若同时大量饮酒，会导致胰腺导管上皮破裂，诱发急性胰腺炎。

大量食用油腻食物，尤其是动物脂肪，也会加重胆道负担，成为急性胆囊炎复发和加重的"导火线"。食入过多的油腻食物可以刺激胆汁分泌，脂肪还能促使病变的胆囊收缩而引起剧烈疼痛。此外，油腻食物中含有胆固醇较多，易诱发胆固醇结石，故在胆囊炎发作期应对其严加限制。

（胡友莹）

 ## 39.消化性溃疡为何好发于秋冬季？

答：临床观察发现消化性溃疡的复发与季节有密切的关系，秋冬季发病明显高于春夏季，特别是十二指肠溃疡的发病与季节的关系更为密切。有学者从季节影响内分泌激素的改变来探讨溃疡发病的机制。研究发现，在十二指肠溃疡患者中，褪黑素有明显的昼夜分泌紊乱现象，且紊乱程度与十二指肠溃疡的严重程度直接相关，提示褪黑素参与了十二指肠溃疡的发病。结果还发现夏秋季更易出现褪黑素水平昼夜节律及季节性的紊乱，提示溃疡病秋季更易发作的原因可能是褪黑素的代谢紊乱所致。

动物模型也证实，环境温度可影响胃泌素、生长抑素和胃动素等胃肠激素的分泌。此外，溃疡的发生与幽门螺杆菌（Hp）感染密切相关，有学者研究证实Hp的检出率存在季节差异。冬季感染率高于夏季。Hp感染的季节变化可能是溃疡季节变化的原因之一。

（胡友莹）

 ## 40.无症状的Hp感染者是否需要抗Hp治疗？

答：Hp在我国普通人群的感染率非常高，平均为60%～70%，Hp感染与慢性胃炎、消化性溃疡和胃癌的发生有关。但是，Hp感染后不一定都需要治疗。当合并下列疾病之一者，才需要接受Hp根除治疗：①胃、十二指肠溃疡；②早期胃癌手术后；③胃黏膜相关淋巴组织淋巴瘤；④糜烂性胃炎，或中重度萎缩性胃炎伴有异型增生。

对于大多数人来说，Hp感染后仅表现为无症状，不需要抗Hp治疗。

（胡友莹）

41. 胃大部切除或胃全切后是否还要应用抑酸药?

答：胃酸在消化性溃疡的发病过程中起到极其重要的作用，过去有"无酸无溃疡"的说法。治疗消化性溃疡时通常要使用抑酸药。但是，消化性溃疡患者如果做了胃大部切除术或胃全切除术后，一般认为没有必要再服用抑酸药了。因为胃酸是由胃的壁细胞所分泌的，当胃大部分或全胃切除术后，泌酸的壁细胞减少，胃酸产生也就减少。

（胡友莹）

42. 胆囊炎患者为什么会心慌、气短?

答：胆囊炎患者有时会出现心慌、气短，这种现象称为胆心综合征。其发病机制是由于支配心脏的神经是$T_2 \sim T_8$，支配胆囊和胆总管的神经是$T_4 \sim T_9$，两者在$T_4 \sim T_5$处脊神经有交叉，当胆囊炎或胆管内压力增高时，通过交叉的脊神经引起冠状动脉收缩，血流减少而诱发心电活动失调，如出现心慌、气短、心绞痛、心律失常，甚至发生心肌梗死。

此外，胆囊炎或胆结石引起胆道相对狭窄或梗阻时，血液中增高的胆红素或胆酸可兴奋迷走神经，从而抑制心脏的活动。

临床上部分胆心综合征的患者常被误认为冠心病等，且治疗效果不好，其主要原因是未能根除原发病。急慢性胆囊炎经手术切除胆囊后，心慌、气短现象才会消失。

（胡友莹）

 ## 43.肝癌患者为什么会出现乏力、食欲缺乏？

答：肝癌引起食欲缺乏、乏力的原因主要有以下几方面。

① 胆汁分泌减少，影响食物的消化吸收，反射性引起食欲缺乏和厌油腻食物。

② 由于进食量少，消化吸收功能障碍，营养物质摄入减少，而肝癌时细胞代谢亢进，全身性消耗增加，同时肝细胞功能减退，很多人体所需的营养物质物质不能在肝脏很好地代谢，如肝脏制造和贮存糖的能力下降，使能量物质产生不足，患者就会感觉乏力。

③ 肝癌肿块压迫门静脉系统，或癌栓阻塞门静脉分支，引起门静脉高压等病变，使胃肠道血流受阻，出现胃肠道淤血，使胃肠道的消化、吸收功能减退。

④ 肝癌患者出现的抑郁、焦虑、悲哀和恐惧等不良的心理反应可影响中枢神经系统功能，使胃肠道肌张力减退，导致食欲缺乏。

（胡友莹）

 ## 44.可以引起消化系统表现的全身疾病有哪些？

答：许多全身性疾病可以影响消化系统的功能，甚至是全身疾病的一部分，因此，如果简单地就消化道表现而作出诊断，就可能产生误诊、误治。

（1）可能引起吞咽困难的全身疾病　念珠菌病、淀粉样变性、结节病、脑血管病、中毒性神经病变、帕金森病、甲亢性肌病、美洲钩虫病、肌萎缩、多发性肌炎、系统性硬化、类风湿关节炎和系统性红斑狼疮等。

（2）与消化性溃疡有关的全身性疾病　慢性呼吸系统疾病、慢性肾衰竭、酒精中毒、风湿病或结缔组织病（尤其是使用非甾体抗炎药和类固醇激素等药物治疗后）、甲状旁腺功能亢进症和系统性肥大细胞病。

（3）可引起消化道出血的全身疾病　肾功能衰竭、酒精中毒、风湿病或结缔组织病（尤其是使用非甾体抗炎药和类固醇激素等药物治疗后）、血管炎、多发性动脉炎、毛细血管扩张症、神经性纤维瘤、弹力性假黄瘤、埃-当综合征、蓝橡皮奶嘴样痣综合征、卡波西肉瘤、白血病、伴有黏膜病变的出血性疾病、真性红细胞增多症、血栓性血小板减少性紫癜和溶血尿毒综合征。

（4）可引起肠穿孔的全身疾病　多发性大动脉炎、多发性肌炎、系统性红斑狼疮、风湿病、埃-当综合征、神经纤维瘤病和白血病（使用非甾体抗炎药和类固醇激素治疗过程中）。

（5）可伴发腹泻的全身性疾病　蛋白质性营养不良、锌缺乏、烟酸缺乏、肠道病毒、细菌性疾病、寄生虫性疾病、黏膜性肠病引起的免疫功能不良综合征、淀粉样变性、糖尿病、甲状腺功能亢进症、艾迪生病、酒精中毒、多发性大动脉炎、干燥综合征、疱疹样皮炎、湿疹、银屑病和白血病。

（6）导致小肠功能吸收不良的全身性疾病　叶酸、烟酸、锌缺乏，免疫缺陷、慢性肉芽肿、淀粉样变性、假性肠梗阻、糖尿病、甲状旁腺功能亢进症、系统性硬化、类风湿关节炎、系统性红斑狼疮、疱疹样皮炎等。

（7）伴有小肠结肠炎的全身疾病　肾衰竭、动脉炎和静脉炎、溶血尿毒综合征、循环衰竭所致的缺血性肠病、干燥综合征和白血病。

（8）淋巴细胞缺陷　IgA缺乏、各种低丙种球蛋白血症等B淋巴细胞缺陷；先天性胸腺发育不全、慢性皮肤黏膜念珠菌病等T淋巴细胞缺陷；联合免疫缺陷、T淋巴细胞缺乏伴B淋巴细胞缺乏等B细胞和T细胞联合缺陷。

（纪光伟）

 ## 45.心血管系统疾病的消化道表现有哪些？

答：在临床上，有些疾病的表现既像心脏病，又像消化系统疾病，两者常发生混淆而引起误诊。

典型的心肌梗死有胸骨后疼痛等表现，结合心电图的表现，诊断并不困难，但有些症状不典型的患者，尤其是下壁梗死的患者，可以刺激膈肌而出现上腹部的疼痛，伴有恶心、呕吐，甚至出现腹胀，容易误诊为消化不良、消化性溃疡等消化系统的疾病。

体检和化验可以作出鉴别，心肌梗死患者疼痛时，可出现第四心音、第二心音分裂、胸骨左缘杂音和二尖瓣反流性杂音，腹部体征很少出现肌紧张和反跳痛。动态心电图和心肌酶学检测异常可确立心肌梗死的诊断。

另一方面，有些腹部疾病可以和心脏疾病并存，我们不可确立了心脏疾病就忽视了腹部疾病存在的可能，此时，肝胆B超、腹部X线平片、血常规和肝功能检查等可确立或排除腹部疾病。相反，我们也不能因为确诊了腹部疾病而忽视了心脏病的可能。

此外，心力衰竭的患者可以出现腹痛、腹胀、厌食、恶心、呕吐等表现；钾盐、抗心律失常的药物、强心苷等心脏病治疗也可引起胃肠道症状，严重者可以危及生命。

（纪光伟）

 ## 46.为什么胃镜检查要左侧卧位？

答：患者左侧卧位时，由于重力的作用，胃底与胃体交界部轻度左旋，后壁向前壁贴近，尤其是在刚进入贲门后，在注气少的情况下，大部分气体聚集在左后方的胃底穹隆部，尤其是大胃底者，造成腔小，视野不清，甚至找不到胃腔，造成入镜困难，变换体位可消除胃体轻度左旋状态，胃底气体向胃体腔转移，前后壁腔隙加大，易于找腔进境，不必等待注气。

（顾广祥）

47. 为何胃镜检查后不能立即进食？

答： 胃镜检查时注入一些空气，虽然在退镜时已吸出，但患者仍可有腹胀感、嗳气。因为咽部麻醉的作用未消失，食管、胃括约肌的功能尚未恢复，吃东西后容易使食物进入气管，引起呛咳或发生吸入性肺炎。故应在检查2h后，待咽部麻醉药作用消失后再进流质食物。在1～4d内，患者可能感到咽部不适或疼痛，但无碍于饮食。

（顾广祥）

48. 什么情况下新生儿需要做胃镜检查？

答： 给成人做胃镜很常见，但给新生儿做就很少见了。自1978年国外首次为新生儿进行胃镜检查以来，新生儿上消化道出血诊断的准确率明显提高，胃镜现在已经成为新生儿胃肠疾病诊断的重要手段。我国于20世纪90年代也开始了该检查，迄今为止国内进行该检查的最小年龄为生后18h，最低出生体重为1900g。新生儿胃镜检查的主要适应证为：原因不明的上消化道出血的诊断，常规方法治疗效果不佳的上消化道出血可同时行内镜下治疗。

因新生儿胃镜检查过程中可能会引起低氧血症，具有一定的风险性，所以必须严格掌握该项检查的适应证，要求检查者技术熟练，动作轻柔，千万不要强行插管。检查过程中应同步监测血氧饱和度（SaO_2）、心率（HR）、血压（BP）等。若患儿处于休克、昏迷等危重状态，或安静非吸氧状态下$SaO_2<90\%$，或$HR \geqslant 160$次/分，及$HR \leqslant 100$次/分，疑有胃肠穿孔等情况下，应禁忌做胃镜检查。

新生在儿胃镜检查应选用直径不超过7.9mm的超细纤维胃镜，检查前至少禁食4h，若有窒息史者，则至少禁食6h以上，检查前不洗胃。新生儿因咽反射轻微，故无需用局部麻醉药喷洒咽喉部，术前也不需应用阿托品、东莨菪碱等药物，这样更有利于检查。

（林　华　马继龙）

 ## 49.什么是无痛胃（结肠）镜检查?

答：胃（结肠）镜检查是诊治胃（结肠）疾病的重要手段，它具有检查快捷准确、图像直观形象等优点。同时镜下可以直接取标本做病理检查以判断病变的良恶性，对部分病灶还可以进行镜下治疗，因此，它在消化系统疾病的诊治中有着不可替代的地位。胃（结肠）镜检查是一种侵入性的检查，镜身在进入患者体腔时会产生恶心、腹痛和腹胀等不适感，有些人因此而拒绝做这项检查，延误了病情，而无痛胃（结肠）镜检查技术能让患者较顺利地完成检查。

无痛胃（结肠）镜是在进行胃（结肠）镜检查前，将一种安全高效的静脉麻醉药异丙酚按$2 \sim 4$mg/kg注入静脉，患者即进入睡眠状态，然后医生就可以顺利地进行检查。在整个过程中，患者全身是很放松的，不会有任何恶心、反胃及不适、疼痛的感觉。检查完成后，麻醉效果快速消退，患者只需要稍微休息一下，就能完全清醒，一般30min后即可自行离开医院。这种技术特别适合于对胃（结肠）镜检查耐受性差的老年人和害怕疼痛、不愿做胃（结肠）镜检查的成人和儿童。

但有下列情况之一者，不宜做无痛性胃（结肠）镜检查：①有药物过敏史，特别是有镇静药过敏史者；②孕妇或哺乳期妇女；③患有引起窒息的疾病，如支气管炎多痰者和胃潴留者；

④伴有心、脑、肾等重要器官严重功能不全者；⑤精神异常者。

做无痛胃（结肠）镜检查前应该注意以下几点。

① 空腹进行胃肠镜检查，检查前晚十点以后禁食，检查前4h不宜饮水或饮料。

② 应穿宽松、方便、易松解的衣裤；戴有活动义齿的患者，要取下义齿。

③ 检查后24h内不要饮酒，不要从事精细操作（如开车等）。

④ 若有心肺功能异常和曾对麻醉药品过敏者，应事先告诉医护人员。

⑤ 检查当日需有家属或朋友陪同，与麻醉科医师联系，并签署麻醉同意书。

⑥ 检查6h后方可饮水进食，但24h内应以温凉的稀饭、面条等柔软食品为宜。

（饶瑞林）

 50.胃镜检查痛苦吗？

答：咽部是一个非常敏感的部位，当有痰到达咽喉部时，就会反射性地将痰咳出；当咽部充血或有炎症时，往往感到发痒、恶心和疼痛。胃镜检查时会有轻度的不适感，主要表现为咽部异物感和恶心感。

胃镜由口腔经咽部进入食管及胃的过程中，对咽部有一定的刺激，此时往往会产生恶心，部分患者会不由自主地流泪，一旦镜身通过咽部进入食管后，恶心等不适感就会明显减轻。检查结束抽拔出胃镜后基本上就没有什么不适了。少数人可能有咽部轻微疼痛感，几天内就会消失。因此，胃镜检查所带来的轻微不适或痛苦是可以接受的，只因人的个体差异不一样，耐受性和反应程度会有差异，仅有少数人恶心等反应明显。

（顾广祥）

51.胃痛患者是不是都需要做胃镜检查?

答：在临床上，许多胃痛的患者要求做胃镜检查。其实常见的上腹痛不一定都是胃病引起的，需要排除肝胆、胃肠、心脏、血管、胰腺、泌尿系统和妇科疾病等。需要医生根据患者的性别、年龄、既往病史、临床症状和体征，有针对性地选择一系列检查来进行初步判断。因为胃镜检查常常需要预约，等待时间相对较长，所以一般不作为初发腹痛的常规检查。

即使能够确定是胃痛，也不是所有的患者都必须常规行胃镜检查。对于急性胃炎和胃肠痉挛引起的疼痛，往往在针对性治疗数天至数周后，症状可完全缓解或消失，且没有复发，多数也不需要做胃镜检查。只有发病时间较长，怀疑为慢性胃炎、消化性溃疡和胃癌等疾病，胃镜检查才是有必要的。

（郑　堃）

52.胃镜和肠镜检查是否会传染疾病?

答：当然有可能。这是因为胃镜属于侵入性操作，随着胃镜技术的临床普及，加上HBsAg阳性患者因胃肠道症状而做胃镜检查和治疗的机会较多，胃镜操作易损伤患者的咽喉部，活检时对胃黏膜造成损伤，均使感染的可能性大大增加。

我国的医院通常处于胃镜少、患者多的状况，胃镜使用频繁，污染较严重，检查间隙的消毒不彻底，某些医院胃镜HBsAg污染率为6%左右。同样，肠镜检查也是可能被HBsAg污染的。国外已有报道，艾滋病（HIV）和乙型肝炎（HBV）均可通过内镜检查传播，亦有在胃镜上分离到HIV的报道。

造成感染的主要原因是没有按规程操作，如清洗不充分、消毒作用时间不足、消毒方法选择与使用不当、消毒剂未接触到仪器的关键部位等。

（顾广祥）

53.胃镜活检会导致胃癌扩散吗?

答：活检是指吸取、钳取、切取部分病变组织，制成细胞涂片或病理组织切片，通过显微镜观察有无癌细胞的方法。

胃镜下活检不是穿刺，一般是以活检钳夹取病变组织，可以引起局部出血，但不会引起肿瘤的播散。癌细胞通过血液传播的概率本身就比较少，而活检后导致癌细胞入血传播，至少目前还未见文献报道。如果是恶性病变，活检后3周内手术，腔内脱落的细胞在表面完整的肠管内是难以生长的。如果是做一些破坏黏膜屏障的操作，需要尽可能保护周围组织，在操作前后腔内使用蒸馏水、氟尿嘧啶等，则不会导致胃癌扩散。

（顾广祥）

 54.慢性萎缩性胃炎是否需要定期复查胃镜?

答：慢性萎缩性胃炎的癌变率约为8%，因此，这类患者要及时复查胃镜，不伴有肠化和异型增生的可1～2年行胃镜+病理检查；中重度萎缩或伴有肠化的1年左右复查；轻度异型增生6个月左右复查；重度异型增生立即复查胃镜+病理，必要时应手术治疗。

（顾广祥）

 55.哪些患者不适合做胃镜检查?

答：胃镜检查简单易行，但也是有一定风险的，不是所有的患者都适合做胃镜检查。一般认为，有以下疾病患者为胃镜检查的禁忌证。

① 严重的冠心病，以及心肌损伤伴严重心功能不全者。

② 食管狭窄或贲门部梗阻。

③ 上消化道穿孔。

④ 腐蚀性食管炎。

⑤ 主动脉瘤。

⑥ 急性咽炎和扁桃体炎。

⑦ 肺炎或其他部位感染伴有高热。

⑧ 哮喘性呼吸困难和重度肺功能障碍。

⑨ 体质极度衰弱。

⑩ 患者不予合作或精神不正常者。

⑪ 传染病急性期或伴有其他严重的疾病，如休克等。

（郑　堃）

 56.上消化道钡餐可以诊断哪些疾病？

答：上消化道钡餐是一种诊断食管、胃、十二指肠疾病的方法。通过口服硫酸钡来观察上述器官的形态、大小、位置、管腔、黏膜皱襞情况、蠕动和排空等。它可以诊断：食管功能紊乱，如贲门失弛缓症、先天性食管闭锁、食管良恶性肿瘤、食管静脉曲张、食管异物、食管憩室、食管裂孔疝；先天性肥大性幽门狭窄、胃及十二指肠溃疡、胃及十二指肠良恶性肿瘤等、十二指肠淤滞症和十二指肠憩室等。

上消化道钡餐无痛苦，易于被患者接受，但它无法取得组织标本，故应与胃镜检查互补。对消化道梗阻或狭窄、近期消化道大出血、疑有消化道穿孔、急性阑尾炎、全身严重衰弱的患者不宜做本检查。对憩室炎、肠套叠、癌肉芽肿、溃疡性结肠炎及寄生虫感染等，在造影过程中有造成肠道穿孔的可能，检查必须慎重。

（涂武超）

 57.做腹部增强CT前需做哪些准备？

答：腹部增强CT是诊断消化道疾病的一种重要的方法。做腹部增强CT前，应做好以下准备。

第一，要详细询问病史，了解患者的心、肝、肾功能及甲状腺功能情况，对有过敏史者应慎重检查，碘过敏者禁做增强CT。孕妇、待孕妇女禁做增强CT检查，哺乳期妇女、白细胞计数极低者应慎重检查。

第二，在CT增强检查前一天做碘过敏试验，如为阴性者可行检查，如为阳性者应改做其他检查。

第三，患者于检查前8h禁饮食；患者在护士及扫描技师指导下，于检查前适量饮水或造影液；行胃部增强患者应足量饮水、注气及肌注平滑肌松弛药物，以充分充盈胃腔。

第四，提前准备好患者的病历和相关检查资料，供CT诊断医生综合参考。

（涂武超）

58.钡剂灌肠可以诊断哪些疾病？

答：钡剂灌肠主要用于诊断结肠疾病。可以诊断溃疡性结肠炎、过敏性结肠、黏液性结肠炎、结肠息肉病、克罗恩病、结肠憩室、结肠气囊肿症、先天性巨结肠、结肠癌和肠套叠等。肠套叠患者行钡剂灌肠可见杯口状充盈缺损及弹簧状钡影，同时，可试行空气灌肠复位，以达到治疗的目的。

（涂武超）

59.胃镜和钡餐检查应该如何权衡取舍？

答：胃镜检查是通过光导纤维和摄像系统对胃肠腔内的情况进行观察，具有直观、生动等特点，可对病变的形态、色泽、质地和蠕动情况进行观察，对一些微小的病变也能清楚显示。同时，通过胃镜的活检孔可以取胃壁组织进行病理检查。此外，对胃息肉、微小胃癌、上消化道出血等疾病，还可通过胃镜进行治疗。然而，胃镜检查也有其不足之处，首先，胃镜检查需经咽喉插入，并在胃内注入一定量的气体，患者会有不适的感觉。同时，它也不适合病情较重的患者，如休克、严重的心脏病、昏迷不能配合以及年迈体虚者。其次，如果进镜过程中遇到局部狭窄，镜身不能通过，则狭窄远端的情况就不能明确。此外，胃镜对胃壁整体蠕动情况及胃的形态观察欠完整，对外压性肿物还是胃壁内肿物难以区别。

X线钡餐造影检查是让患者服一种不透X线的药物——硫酸钡，硫酸钡调成糊状后可均匀地附着在胃黏膜表面。如果再口服能产生气体的药物，则在胃内产气而使胃腔胀大。这样，就可以在X线下观察胃黏膜是否光滑及皱襞是否完整，对腹部局部加压可以看到钡剂的流动情况，还可了解胃肠的蠕动情况。不过，如果钡剂本身颗粒大，涂抹不均匀，操作者观察不细心，则一些微小病变容易遗漏。另外，X线钡餐造影只能观察形态、蠕动等情况，不能做活检，不知道病变的病理情况。

（顾广祥）

 ## 60.超声检查可以诊断哪些消化系统疾病？

答：腹部B超能检查出肝脏、胆囊、胆管、胰腺、脾脏、肾脏、肾上腺、膀胱、前列腺、子宫和附件等脏器的病变。它可以准确显示这些器官的大小、形状变化，正确提示脏器是否处于正常的解剖位置，是否受到占位性病变的压迫，并能准确显示病变的大小和位置以及与周围脏器的关系，还能准确地分辨出肿物是实质性的还是囊性的，对肿瘤的良恶性鉴别也有一定的意义，通过彩色多普勒可以显示肿块内的血流情况，对胆囊、胆道或泌尿系结石也有较高的诊断率，同时，还能准确判断腹腔内有否腹水，可显示腹腔、盆腔内1cm以上肿大的淋巴结。

（纪光伟）

61.做腹部Ｂ超检查前应做哪些准备？

答：腹部Ｂ超检查简单、易行，检查前的准备也不复杂，受到广大医生和患者的欢迎。做腹部Ｂ超检查前的准备主要是禁食、禁水和充盈膀胱。

（1）禁食、禁水　一般认为，做胆囊及胆道Ｂ超需要禁食、禁水，这是因为进食后胆囊收缩，不利于发现胆囊内的病变。

具体要求是，检查的前一天的晚餐应以清淡少渣的食物为主，晚餐后开始禁食。检查的当天早晨应禁食和禁水，以保证在空腹情况下行Ｂ超检查。其目的一是为了减轻胃肠内容物对超声波声束的干扰，二是为了避免进食后胆囊收缩，影响对胆囊内病变的观察。同时，行胃肠道钡餐造影和胆道造影后2d内不宜做Ｂ超检查，这是因为胃肠道内的钡剂可影响胆囊和胰腺的超声显像，甚至还可发生误诊。对需要做Ｂ超和钡餐者，最好先行Ｂ超检查，再行钡餐造影。

（2）充盈膀胱　一些消化系统疾病常需要与泌尿系统疾病和妇产科疾病相鉴别，而做泌尿系统和妇科Ｂ超检查常需要充盈膀胱后再进行。因此，做泌尿系统和妇科Ｂ超检查的患者在检查前应饮水，使膀胱充盈。

（纪光伟）

 62.超声检查是否可以用来检查胃病？

答：可以。胃超声检查的最大优势是通过应用特殊的胃超声显影剂，可准确测量胃壁厚度，显示胃壁层次结构，直观地显示病变位置、形态、大小、边界和内部回声；发现黏膜下病变，区分胃内外病变；可对溃疡、肿瘤等的生长方式、浸润深度做出判断，为临床选择治疗方案提供依据；同时可提高胰腺和胃后方结构的显像效果，动态观察胃壁蠕动及胃排空功能。它作为一种非

患者咨询常见问题与解答丛书——消化科

创伤性的诊断方法，检查费用低廉，对于年老体弱者、儿童，特别是心脏病患者不失为一种无痛苦的好检查方法。

胃超声检查的不足之处在于易受胃肠道气体干扰，对过度肥胖患者超声检查效果欠佳。此外，胃超声检查不能获得组织细胞学检查结果，对胃癌的检出率较低。

（顾广祥）

 ## 63.B超如何诊断先天性肥厚性幽门狭窄?

答：先天性肥厚性幽门狭窄（congenital hypertrophic pyloric stenosis，CHPS）是新生儿期较常见的消化道畸形，多见于足月男婴，男女发病率约为5∶1，其发病原因不明。

该病的主要症状是呕吐，多于出生2～3周出现，少数患儿生后即出现呕吐，也有迟至7～8周发病者。初发症状多为吃奶后溢奶，后为喷射性呕吐，为胃内容物及黏液，不含胆汁，若不能及时得到治疗，则逐渐出现脱水、电解质紊乱和体重不增。典型病例在右上腹可触及橄榄样肿块。

诊断该病除了依据症状、体征外，以前多依赖钡餐检查，但由于新生儿钡餐检查上的难度和射线的影响，近年来发现B超诊断该病有满意的效果。超声可见肥厚的幽门环肌显示低密度回声，相应的黏膜层则为高密度回声。目前比较公认的诊断标准为：幽门肌厚度≥4mm，幽门肌长径≥16mm，直径≥15mm，即可确诊该病。但因幽门肌厚度和幽门肌长径可能部分与幽门痉挛相混淆重叠，所以检查时要注意幽门图像和尺寸的变化，必要时需反复检查，以鉴别先天性肥厚性幽门狭窄和幽门痉挛。

需要强调的是，对疑似CHPS的患儿，在做超声检查以前需要空腹4～8h，以排除充盈的胃体对测量幽门肌厚度和幽门管长度的干扰。

（林　华　马继龙）

64.慢性萎缩性胃炎为什么会出现腹泻？

答：慢性萎缩性胃炎的黏膜层有炎症及纤维化，腺体广泛破坏，伴有肠上皮化生或假幽门腺化生，使黏膜层变薄，进一步发展成胃黏膜萎缩时，黏膜内炎症浸润几乎消失，胃固有腺体明显萎缩甚至消失，并且为修复后的纤维组织和残存的其他间质成分所代替。由于慢性胃炎的持续存在，加之腺体损伤，导致胃酸、胃蛋白酶的缺乏，在一定程度上影响了食物的消化吸收，使产生的IgG、IgM型细胞和巨噬细胞增加，抑制细胞毒T细胞较辅助诱导T细胞增高，G细胞减少等全身免疫功能紊乱和肠功能紊乱。故临床上可出现间断性消化不良性腹泻的症状。

（顾广祥）

 ## 65.肠黏膜上皮非典型性增生是否需要定期复查胃镜？

答：胃肠黏膜上皮非典型性增生又称为上皮内瘤变、不典型增生和异型增生。我们知道，正常细胞发展到肿瘤细胞，都要经历正常→增生→非典型增生→原位癌→浸润癌的变化，而非典型增生则是从良性改变到恶性改变的中间站，是由量变到质变的关键点，因此，非典型性增生是癌前病变的形态学改变，故非典型增生又称为癌前病变。

胃肠黏膜上皮非典型性增生的临床意义有以下几点。

（1）轻度非典型性增生 轻度非典型性增生是黏膜对损伤的过度增殖性反应，常出现于溃疡边缘，或各型胃炎、增生性息肉、失蛋白性胃病等，这类病变大多属可逆性范畴，无需定期随访。

（2）中度非典型性增生 中度非典型性增生的组织学和细胞学异型性比较明显，既可以出现在萎缩性胃炎、腺瘤性息肉等，也可以出现于癌旁黏膜。虽然部分病例是可逆的或长期保持原状，但部分病例可演变、加重、升级，故需做定期的胃镜随访。

（3）重度非典型性增生　重度非典型性增生的组织学和细胞学异型性明显，有时与黏膜内高分化癌不易鉴别。这种病变主要见于腺瘤样息肉、癌周黏膜，偶尔就在瘤灶本身，有明显的恶变倾向，只有很少机会恢复、降级，故应做近期胃镜活检复查和密切随访观察。如疑为癌，应手术治疗，包括胃镜下息肉摘除、激光烧灼、碎片样息肉切除和外科切除等。

（顾广祥）

66.为何胃镜诊断浅表性胃炎，而活检病理诊断为萎缩性胃炎？

答：浅表性胃炎和萎缩性胃炎均属于慢性胃炎，从临床症状上难以区分浅表性胃炎和萎缩性胃炎，常需依靠纤维胃镜检查及胃黏膜活组织检查来区分。

浅表性胃炎占慢性胃炎的80%，约占胃镜检查患者的50%，胃镜下可见胃黏膜红白相间，以红为主，可有轻度充血、水肿或散在小的出血点。浅表性胃炎预后好，很少恶变，但在此基础上可以形成胃溃疡。

慢性萎缩性胃炎占慢性胃炎的10%～30%，在人群中约为7%，35岁以上者占5%～8%，常在慢性浅表性胃炎的基础上发展而来，其病因如下。

① 免疫因素：有研究发现，某些人血液及胃液内含有某些特异性抗体，易发生萎缩性胃炎。

② 幽门螺杆菌：长期反复的幽门螺杆菌感染可导致胃黏膜长期受损。

③ 长期酗酒：酒精长期反复刺激胃黏膜。

④ 胆汁反流：幽门功能不全或胃手术后胆汁反流，造成胃黏膜萎缩。

⑤ 药物长期反复刺激：如阿司匹林等。

⑥ 精神因素和饮食不规律等也有一定的关系。

慢性萎缩性胃炎确诊需行胃镜检查，其在胃镜下有三个重要的表现。

① 胃黏膜薄而平滑，皱襞变平或消失，表面呈细颗粒状。

② 黏膜由正常的橘红色变为灰白色或灰黄色。

③ 黏膜下血管分支清晰可见，有时可出现糜烂。

两者胃镜下均可表现为黏膜红白相间，以红为主，所以慢性萎缩性胃炎在胃镜下易被误诊为浅表性胃炎。

（顾广祥）

 67. 胃镜和肠镜检查会漏诊吗？

答：胃镜、肠镜检查和所有辅助检查一样，有假阳性和假阴性，由于胃镜检查有一定扫查盲区，所以可能会出现漏诊；同时，对于黏膜下病变以及病变的浸润程度、与周围组织的比邻关系、周围淋巴结的转移显示不明确，对于黏膜下病变有时需要结合活体组织病理检查。同样的道理，肠镜也会出现漏诊的可能。

（顾广祥）

 68. 消化道出血患者什么情况下可行胃镜检查？

答：消化道出血原因不明时，宜在出血24～48h进行胃镜检查，并可进行胃镜下止血治疗，特别是在X线钡剂检查或者钡剂灌肠检查不能明确诊断时。

检查前应常规止血、抗酸、扩容治疗，对血压不稳定者，应积极扩容、抗休克治疗，对怀疑有胃内积血、食物潴留的患者，应先行去甲肾上腺素生理盐水洗胃；尽量维持血红蛋白不低于70g/L，高龄或疑有心、肺疾病者，应做心电图、肺功能等检查，若心电图有严重异常或原有心血管系统疾病者，应行心电监护并备好抢救药品。术中需用的药物有巴曲酶、肾上腺素，以及注射针、套扎器、钛夹和高频电凝器等。

胃镜检查时，在直视下局部用冰生理盐水冲洗、抽吸和改变体位等方法，来避免出血较多对观察的影响，明确出血的部位、性质和范围，并积极治疗。对弥漫性渗血可喷洒巴曲酶或去甲肾上腺素生理盐水；对溃疡并出血可注射1/10000肾上腺素止血；胃息肉伴出血可做高频电切；对局部喷射性出血、可见血管影者，可行高频电凝止血；对于镜下止血有困难的患者，应转外科手术治疗。

（顾广祥）

 ## 69.消化道出血患者什么情况下不宜行胃镜检查?

答：消化道出血伴有下列情况时，不宜进行胃镜检查：①消化道出血患者伴有严重的心肺疾病，如严重心律失常和哮喘发作等；②有休克、昏迷或消化道穿孔等危重状态；③神志不清、精神失常、检查不能合作者；④明显的胸腹主动脉瘤患者；⑤食管、胃、十二指肠穿孔急性期；⑥严重的咽喉部疾病、腐蚀性食管炎、腐蚀性胃炎、巨大食管憩室等；此外，急性传染性肝炎或胃肠道传染病患者一般检查暂缓。

（顾广祥）

 ## 70.什么是超声内镜检查?

答：临床上，超声检查常用于实质性脏器的检查，而很少用于空腔脏器的诊断，这是因为超声对气体是全反射，超声的这一特点限制了其在临床上的应用。

超声内镜是在内镜的顶端安装微型高频超声显像探头。在内镜插入消化道后，微型超声显像探头可经内镜的活检孔插入，在内镜前端装一个小水囊，使得探头紧贴胃肠黏膜，这样可以排除气体的干扰。在内镜观察消化道腔内黏膜改变的同时，利用微型探头进行实时超声扫描，观察黏膜、黏膜下和周围器官的组织结构特征，从而发现可能存在的病变。

超声内镜主要用于判断消化道肿瘤的浸润深度，周围淋巴结转移有无转移；可经十二指肠肠壁观察胆总管、壶腹部和胰腺。超声内镜检查可避免肠腔内气体的干扰，扫描图像清晰，是一种诊断消化系统疾病的新方法。

（纪光伟）

71. 介入治疗能够治疗哪些消化系统疾病？

答：随着医学科学的进步，介入放射学作为一门融影像诊断与临床治疗为一体的新兴学科，已经深入到临床各个学科，成为许多疾病诊断及治疗的重要方法。许多消化系统疾病也可以通过介入治疗获得满意的效果。

① 原发性肝癌：可经导管灌注进行化学治疗和栓塞治疗，适合于各期肝癌，尤其是晚期肝癌。超声引导下的肝癌介入治疗包括间质疗法（激光治疗、微波治疗、热疗以及无水酒精、化学药物、生物制剂等治疗）、门静脉穿刺化学治疗和栓塞治疗。

② 转移性肝癌：无法切除的转移性肝癌，病灶多发，或肿瘤位于肝门、近下腔静脉，或伴腹腔淋巴结转移和有远处转移者；不能耐受手术或不愿意接受手术者。

③ 肝囊肿：可行超声引导下的硬化剂治疗。

④ 肝血管瘤：直径大于5cm的肝血管瘤。

⑤ 肝脏穿刺活组织检查：在B超或CT导引下，通过穿刺获取肝脏的病变组织，作出病理诊断，对肝脏疾病的诊断价值较大。

⑥ 肝硬化门脉高压症：经皮穿刺胃食管静脉栓塞术（PTVE）、经颈静脉肝内门体静脉分流术（TIPS）。

⑦ 肝脏移植：肝移植手术后的并发症，如肝动脉、门静脉和

下腔血栓形成和狭窄、肝动脉损伤等血管并发症；胆管阻塞（吻合口狭窄、胆管结石和淤泥等）、胆汁瘘等，介入技术可获较好效果。

⑧ 胆囊炎：经皮化学性胆囊切除术。

⑨ 胰腺癌：适用于不能外科手术切除的胰腺癌、伴有阻塞性黄疸的胰腺癌、外科手术后复发者、有远处转移者和手术后的动脉灌注化学治疗。

⑩ 经皮肝穿胆道造影置管引流术（PTCD）和胆管内支架放置术：适用于肝、胆、胰恶性肿瘤，肝门区转移性肿瘤或肿大淋巴结压迫胆管引起阻塞性黄疸。

⑪ 胃癌：可行动脉内化学栓塞治疗，适用于不能手术切除的胃癌、高龄或不愿意手术的患者、出现远处转移、术后复发的患者、胃癌手术后预防性动脉内化疗的患者。

⑫ 胃肠道狭窄：根据具体情况行球囊扩张成形，对一些恶性肿瘤所致的狭窄，可以姑息性放置支架。适用于食管瘢痕性狭窄、食管癌晚期、消化道手术后吻合口狭窄、幽门梗阻和贲门失弛缓症等。

⑬ 经皮穿刺胃造口术：可通过胃镜或X线透视下，做经皮胃造口，适用于神经系统所致的吞咽运动失调、各种肌性病变引起的吞咽困难、不能进食的神经性厌食；食管病变所致的狭窄、头颈部肿瘤累及下咽部和食管，导致进食困难者。

⑭ 胃肠道出血：通过选择性腹部动脉造影，可以明确出血的部位和原因，并可选择性栓塞出血部位。

⑮ 脾功能亢进：可选用脾动脉栓塞和部分脾栓塞。后者现已成为一种替代外科脾切除术的有效方法。适用于各种原因所致的脾大并发脾功能亢进。

⑯ 腹部血管多发性大动脉炎：行经皮穿腔主动脉成形术或内支架放置术。

⑰ 腹主动脉瘤、腹主动脉夹层动脉瘤：可行人工血管内支架腔内隔绝术和腹主动脉夹层经皮人工血管支架腔隔绝术治疗。

⑱布-加（Budd-Chiari）综合征：可根据临床分型选用球囊扩张术（PTA）、血管内支架置入术。

⑲盆腔大出血：由于外伤、肿瘤和产后继发性病变等导致的出血，可以通过盆腔动脉造影明确出血的部位和范围，并同时进行栓塞治疗。

⑳腹部脓肿：肝、脾脓肿和腹腔脓肿等，可在超声或CT引导下穿刺，适用于进针路径上没有重要脏器和大血管覆盖的。对于已经液化的脓肿，可以穿刺抽出脓液，冲洗脓腔，腔内留置抗生素，并可放置导管引流。

㉑内脏神经和腹腔神经丛阻滞：对于晚期胰腺癌、胃癌及肝癌等的慢性、持续性、顽固性疼痛，可在CT的引导下，穿刺至腹腔神经丛周围，用无水乙醇破坏神经丛，从而阻断神经传导通路，起到止痛的作用。

我们相信，随着医学技术的进步，介入技术将会在更多的消化系统疾病中得到应用。

（纪光伟）

72.什么是ERCP？

答：ERCP是经内镜逆行胰胆管造影术（endoscopic retrograde cholangio-pancreatography）的英文缩写，是指在十二指肠镜下，经十二指肠乳头开口插管注入对比剂，在X线透视下显示胰管、胆管，并在此基础上进行治疗的技术，是目前公认的诊断胆管、胰管疾病和微创治疗胰、胆疾病的有效方法。

ERCP的发展可分为两个阶段。1973年，我国首例ERCP应用成功，开启了诊断性ERCP阶段，一度成为胰、胆疾病诊断的金标准，主要用于胆管结石、胆管癌、梗阻性黄疸、Oddi括约肌功能紊乱、慢性胰腺炎、胰腺癌、胰腺分裂症和壶腹部肿瘤的诊断。随着操作技术的不断进步以及医疗器械的迅速发展，20世纪

80年代初，进入了治疗性ERCP阶段，开始了微创介入治疗胰胆疾病，并逐步成为某些胰、胆疾病最重要的治疗方法。主要有内镜下乳头括约肌切开术（EST）和乳头括约肌气囊扩张术（EPBD），在此基础上治疗胆、胰疾病，如胆总管结石碎石取石术、良恶性疾病引起的胆管梗阻或狭窄、胆漏的内引流或外引流术、急性胆源性胰腺炎、慢性胰腺炎的胰管取石术、胰腺假性囊肿内引流术、胰腺癌的支架置入术和胰腺分裂症的治疗等。常用技术包括内镜下乳头括约肌切开术（EST）、乳头括约肌气囊扩张术（EPBD）、内镜下支架（塑料或金属支架）放置术、鼻胆引流术（ENBD）、鼻胰引流术（ENPD）、液电碎石术（EHL）和体外震波碎石术（ESWL）等。

诊断性ERCP的常见并发症有急性胰腺炎、重症急性胆管炎。治疗性ERCP的常见并发症有出血、穿孔、急性胰腺炎、重症急性胆管炎、支架的移位或梗阻等。

ERCP与所有微创介入治疗一样，具有不开刀、创伤小、恢复快、住院时间短等特点。

（高峰玉）

 73. 内镜是如何治疗胆总管结石的？

答：胆总管结石是指原发或继发的胆总管结石，内镜下胆道结石清除术已成为治疗胆总管结石最受欢迎并广为接受的技术，是目前临床首选的最佳治疗方法。与外科手术相比，具有创伤小、痛苦小、恢复快、住院时间短等特点。

具体方法是先将十二指肠镜插至十二指肠乳头附近，经乳头开口插管行ERCP造影术，明确结石的部位、大小、形状以及胆管的形状、直径和下端有无狭窄，然后行乳头括约肌切开术（EST）或者乳头括约肌气囊扩张术（EPBD），根据石头的大小决定乳头括约肌开口的大小。取石术包括网篮取石术和气囊取石。网篮取石术是用闭合在塑料导管内的网篮经十二指肠镜的治疗通道插入胆总管，在胆总管内张开网篮套住结石，然后慢慢拉出结石放于十二指肠内。气囊取石术是将未充气状态下，气囊导管经十二指肠镜的治疗通道插入胆总管，置于结石的上方，充气使气囊逐渐膨胀至胆总管直径大小，然后缓缓回拉气囊，将结石拉入十二指肠内。通常情况下，对于直径小于1cm的结石，这两种方法都可以轻松地清除结石，但是对于直径大于2cm的结石，往往要先用碎石器将结石绞碎，再行网篮或气囊取石。出血、穿孔、胰腺炎和胆管炎是括约肌切开术和取石术的潜在并发症，这些并发症的发生率常与术者的技术水平和熟练程度有关。

（高峰玉）

74. 得了胆囊结石能用ERCP取石吗？

答：胆囊结石是发生在胆囊腔内或者胆囊管内的结石，由于胆囊管细长、迂曲，ERCP技术可以显示胆囊和胆囊管情况，但是取石网篮或者球囊几乎无法到达结石部位，ERCP无法取出胆囊结石，因此胆囊结石不是ERCP治疗的适应证。

（高峰玉）

75. ERCP是诊断胆总管结石的最佳方法吗？

答：胆总管结石的诊断主要依赖影像学检查来确定，目前常用的方法有腹部超声扫描、内镜逆行胰胆管造影（ERCP）、磁共振胆管造影术（MRCP）、超声内镜检查（EUS）。腹部超声是诊断胆系结石时首选的影像学检查，但是因肠腔气体或腹壁脂肪的干扰，对于胆总管下端结石的发现率不高。ERCP是目前诊断胆系结石的金标准，对诊断明确的胆总管结石，可以通过ERCP取出，但是因为ERCP是有创的，并且可能带来各种并发症，因而影响了其治疗的地位。ERCP对于胆总管的微小结石诊断率不高，不如EUS准确率高。磁共振胆管造影术（MRCP）是近十几年开展的影像技术，在胆总管结石的诊断上有可能替代或补充ERCP，其敏感性为91%，特异性为84%，但磁共振是一种纯诊断技术，如果发现有胆总管结石还要另行安排治疗，因此，对于高度疑诊胆总管结石的患者，磁共振则难以成为首选。超声内镜检查（EUS）在诊断胆总管结石方面，准确率与ERCP相似，但是在诊断胆总管微小结石方面，EUS具有高度的敏感性，而ERCP往往无法诊断。因此，对于胆总管结石的诊断要依据临床的需要，每一种检查方法都有其优点与局限性，临床医生可以根据患者的情况，结合现有的设备，合理安排诊治。

（高峰玉）

76.什么是乳头括约肌气囊扩张术？

答：治疗性ERCP操作的基础是将十二指肠乳头括约肌打开，以便操作器械经乳头开口进入胆管或胰管，进行相应的操作治疗。将十二指肠乳头括约肌打开的方法有两种：内镜下乳头括约肌切开术（EST）和内镜下乳头括约肌气囊扩张术（EPBD）。内镜下乳头括约肌气囊扩张术（EPBD）最早于1983年由Staritz等人描述，是将一个带导管的柱状气囊经十二指肠镜活检通道气囊插入乳头开口，通过气囊压力控制器，将气囊打气充盈，乳头括约肌就会被慢慢有效地扩张，这时部分乳头括约肌肌肉纤维被拉断，乳头开口被扩大。该治疗的优点是可以保持乳头黏膜的完整性，降低了乳头切开术可能造成出血、穿孔等严重并发症，另一个显著的优点是可以保留胆胰壶腹括约肌（Oddi括约肌）的功能。主要用于胆总管结石（直径小于1cm）取石，胆总管下端炎性狭窄和Oddi括约肌功能紊乱（SOD）等治疗。

（高峰玉）

77.哪些患者适合做内镜下十二指肠乳头括约肌切开术?

答:内镜下十二指肠乳头括约肌切开术(EST)是治疗性ERCP的基础,是胆道微创治疗中的一个重要组成部分。传统方法治疗胆管结石、胆道感染、胆道蛔虫、胰胆管狭窄和乳头狭窄,一直采用手术治疗。但是治疗性ERCP技术的出现和日益成熟,使胆道、胰腺疾病的治疗手段发生了重大变化,胰、胆疾病引起的黄疸、腹痛等,只需经口插入十二指肠镜,在内镜下行微创手术,不需剖腹开刀,痛苦小,操作简单,能轻松解决胰、胆问题。

EST常适合于以下几种情况。

(1)胆总管结石 ①直径小于1cm的结石,EST后可自然排出。②直径1～2cm的结石,采用取石网篮或者取石球囊可直接取出。③直径大于2cm的结石,需先行碎石器将结石绞碎以后再用取石网篮或取石球囊取石排石。

(2)重症急性胆管炎 又称急性梗阻化脓性胆管炎,其并发症和死亡率都非常高,经EST后,予以内支架引流或者鼻胆管外引流(ERBD)能有效地引流出感染性胆汁,迅速降低胆管的压力,控制病情进展,从而有效地降低并发症和死亡率。

(3)急性胆源性胰腺炎 急性胆源性胰腺炎是胆胰壶腹部由于炎症或结石,造成乳头开口梗阻而继发的急性胰腺炎,及时解决梗阻是治疗的关键,而行EST减压和置入内支架,或者鼻胆管引流胆汁,可迅速解除梗阻,缓解症状而达到治愈的目的。

(4)Oddi括约肌痉挛或良性狭窄 行EST后可有效地解除狭窄。

(5)手术后胆漏 胆囊切除术或胆管切开术后早期发生胆漏,如再次行手术探查,其并发症和死亡率均较高,而行EST后置入内支架到达瘘口近端,胆汁外漏一般能在几天内停止,使胆管瘘口闭合。

(6)晚期壶腹周围癌 单纯行EST,或置入内支架引流胆汁,可迅速缓解黄疸,提高生存质量。

患者咨询常见问题与解答丛书——消化科

（7）慢性胰腺炎　慢性胰腺炎最重要的特点是胰管迂曲、增宽，胰管内形成结石，胰液引流不畅。行EST，同时用网篮取出胰管内结石或者放入内支架引流是目前最为有效的治疗方法。

（8）胰腺假性囊肿　急性胰腺炎或其他原因引起的假性囊肿，是胰腺炎的重要并发症之一，部分假性囊肿与主胰管相通，行EST置入内引流管引流假性囊肿的内容物而达到治愈的目的。

（高峰玉）

 78.做ERCP容易引起急性胰腺炎，为何急性胰腺炎还要做ERCP？

答：急性胰腺炎的病因非常多，常见的病因为胆石症、大量饮酒和暴饮暴食，其中最重要的发病机制是各种原因引起的胆胰壶腹部"共同通道"开口的狭窄或者梗阻，如胆石的刺激或嵌顿、十二指肠乳头的水肿、Oddi括约肌功能紊乱等。有效地解除狭窄与梗阻是治疗此类急性胰腺炎的关键。行ERCP检查后，少数可因反复注射对比剂或者注射压力过高而发生胰腺炎，治疗性ERCP后，少数可能由于操作不当，损伤胰管开口而引起胰腺炎，所以胰腺炎是ERCP的常见并发症。

但是，随着ERCP技术的不断成熟和完善，ERCP在不同病因引起的急性胰腺炎的诊断和治疗中起着越来越重要的作用。尤其是在过去的十年里，对胰腺疾病的诊断和治疗技术已扩展到更为广泛的领域，包括通过主副乳头进行胰管括约肌切开、支架治疗、狭窄扩张和取石术等。如，胆石症引起的急性胆源性胰腺炎、胰腺分裂和胆胰壶腹括约肌功能紊乱引起的急性复发性胰腺炎、隐匿性胰腺炎和急慢性胰腺炎或胰腺坏死所致的胰管破裂、胰腺炎引起的胰腺假性囊肿的内引流治疗等。在急性胰腺炎特别是复发性胰腺炎中，经内镜超声和MRCP明确诊断后，ERCP是首选的治疗手段。

因此，虽然急性胰腺炎是ERCP的并发症之一，但是成熟的技术和熟练的操作可使其发生率减低，而且经过适当的临床处理是很快可以恢复的。因此，ERCP在急性胰腺炎诊疗中的地位是其他方法无法取代的。

（高峰玉）

79.ERCP检查有哪些风险？

答： 由于ERCP有利于许多临床疾病的诊断和治疗，所以在世界范围内已经广泛应用，但ERCP是内镜医师日常工作中风险最大的操作，不仅要面临着技术失败、临床失败、临床误诊和放射线对操作人员的伤害，更重要的是面对临床并发症的风险。因此，狭义上的危险主要是指并发症的问题。

ERCP操作和治疗过程中，主要的并发症如下。

（1）出血 多由于活检或凝血功能障碍、存在胆管静脉曲张所致。诊断性ERCP术后很少出血，治疗性ERCP出血较为常见，主要原因是乳头括约肌切开，或其他一些切开的操作，一般会看见内镜下少量出血，严重的出血比较罕见。出血可以立即出现，也可以延迟出现，甚至在术后2周后仍有出血的报道。明显的出血会表现为呕血或黑粪。

（2）穿孔 常见的有胆管或胰管管道穿透性穿孔，多由于导丝或导丝引导的器械引起；括约肌切开引起的穿孔，常发生在十二指肠后壁，表现为腹膜后常出现气体或对比剂；非乳头区域的内镜穿孔，可发生在咽部、食管、胃、十二指肠的任何部位，多数是因为穿孔部位本身存在憩室、狭窄或毕Ⅱ式胃大部切除术后等，患者会出现腹痛、胸痛，X线摄片显示腹腔或纵隔有气体影。这类患者常需要外科干预治疗。

（3）ERCP术后胰腺炎 表现为腹痛。24h内血淀粉酶或脂肪酶至少升高3倍，是ERCP最常见的并发症，多因反复胰管插管、造影、对比剂压力过高、括约肌切开或扩张等引起。

（4）术后感染：较为少见，常见的有院内感染、胆管炎、胆囊炎和胰腺的感染等。

（高峰玉）

80.慢性胰腺炎可以用内镜治疗吗？

答：众所周知，慢性胰腺炎是胰腺的一种慢性炎症，其病理组织学是胰腺实质和胰管出现了不可逆的损伤，同时伴有胰腺纤维化、蛋白栓塞和胰管结石形成。顽固的难以缓解的腹痛、脂肪泻或糖尿病是其主要临床表现。目前临床上主要有药物治疗（镇痛药、神经阻滞药、胰酶替代药、抑制胰腺分泌药）、手术治疗（胰腺切除、胰管引流、神经阻滞）和内镜治疗。

近年来，随着ERCP技术的不断成熟和完善，采用内镜下各种治疗技术治疗慢性胰腺炎已取得了良好的效果，虽然目前尚没有内镜治疗与手术治疗的对比研究资料，但是内镜下引流、取石和引导穿刺等已广为推崇，而且成为首选治疗手段。内镜治疗主要用于伴有腹痛和（或）间断性临床胰腺炎发作的慢性胰腺炎，治疗的主要目的是缓解梗阻、保持胰管引流通畅。

常用的内镜治疗方法有：内镜下括约肌切开术、狭窄扩张术、胆管或胰管支架置入术、胰管结石取石术、内镜超声引导腹腔神经丛阻滞术、内镜下经胃或十二指肠囊肿造口术等。

（高峰玉）

81.ERCP适用于儿童吗？

答：ERCP在诊断和治疗成人胰腺和胆道疾病中发挥了重要作用，对于儿童目前已证实用于成人的各种ERCP技术同样适用于儿童，ERCP对疑有胰腺或胆道疾病的儿童来说，是最敏感、最特异的诊疗技术，是必不可少的。

第一篇　症状与诊断、治疗技术

对怀疑有胆道或胰腺疾病的儿童，首先应该进行MRCP检查明确诊断，然后才考虑ERCP治疗。儿童胆道疾病做ERCP的适应证有：阻塞性黄疸、胆总管结石、胆囊切除术后或肝移植术后怀疑胆漏、超声、CT或MRCP发现胆道异常需明确诊断者、需要行ERCP治疗的胆道疾病患者、伴有炎症性肠病的肝酶异常者。儿童胰腺疾病做ERCP的适应证有：未缓解的急性胰腺炎、特发性复发性急性胰腺炎或慢性胰腺炎、胰淀粉酶持续增高的患者、超声、CT或MRCP发现胰腺异常需明确诊断者、胰腺假性囊肿和胰源性腹水、腹部钝性损伤后的胰漏和需要ERCP治疗的胰腺疾病患者。

在新生儿和婴儿中，进行胆管插管的成功率低于成人患者，多依赖于内镜医生的技术水平。在稍大一些的儿童中，ERCP的插管成功率与成人相当。儿童ERCP并发症的发生率目前尚未完全确定。

（高峰玉）

82.放大结肠镜检查能否预测溃疡性结肠炎复发？

答：溃疡性结肠炎根据其表现可分为活动期和静止期，静止期患者的结肠镜表现与组织学表现有时存在差异，在结肠镜下可能表现为正常结肠黏膜，而在显微镜下却存在结构紊乱，提示结肠炎复发。为了更加准确地诊断静止期溃疡性结肠炎患者，研究者通过放大色素结肠镜观察结直肠黏膜凹陷形态，评估其是否可预测静止性溃疡性结肠炎复发。结果发现，放大色素结肠镜下，黏膜的形态分级与组织学分级都提示溃疡性结肠炎复发与白介素-8活性相关。另外，有研究比较了放大结肠镜检查预测溃疡性结肠炎复发的研究结果发现，上皮微小缺陷患者的累积无复发率显著低于无类似缺陷的患者。所以说，放大结肠镜检查是可以预测溃疡性结肠炎复发的。

（夏甘霖）

83.什么是经自然孔腔内镜手术？

答：近年来，经自然孔腔内镜手术（natural orifice transluminal endoscopic surgery，NOTES）是一个热门话题，其实，NOTES手术还是有瘢痕的，只不过是瘢痕不在体表而已。2007年4月2日，在法国的Marescaux等成功地实施了人类首例无瘢痕手术，他们使用曲式内镜经阴道给一名30岁的胆石症妇女施行了胆囊切除术，开创了无瘢痕外科的新纪元。

NOTES手术是经过人体的自然通道完成的手术，这些通道包括口（胃）、肛门（结肠）、阴道和膀胱等。手术方法包括腔内和经腔手术两种。

该手术没有腹部切口，用一个2mm的充气针从腹壁刺入腹腔，注入气体制造人工气腹，针头上安装有微型视频头提供手术的第二视角图像。手术中使用曲式内镜，镜上装有一个微型摄影机以及其他精密的器械用来剪开组织、夹住血管，用针样刀切开自然腔道的壁，腔道管壁切口直径5～20mm，用气囊扩张管壁的切口，医生通过电脑显示器控制内镜的走向，将其穿过自然孔腔上的切口进入腹腔完成手术。自然腔道切口的闭合采用金属夹、绳圈或弹性针样导管组织固定装置全层缝合，NOTES的手术时间为20min～4 h。

NOTES的并发症有出血、穿孔、腹腔脓肿、腹膜炎、粘连和切口闭合失败等。经腔的NOTES手术与腹腔镜手术和开腹相比，无疼痛、切口疝和切口感染，腹腔粘连少等切口并发症，对麻醉要求低，住院时间短，不会形成腹壁的瘢痕，可以取得完美的美容效果，同时还可以减轻手术造成的身体和心理的创伤。但对设备的要求是比较高的，对自然孔腔壁的关闭是很严格的。

尽管NOTES技术在动物模型上是可行的，其临床意义是不容置疑的，为微创外科手术开辟了一条新途径。但还有许多需要解决的问题，需要进行长期生存研究和术后并发症的评价。

第一篇 症状与诊断、治疗技术

在NOTES应用于临床以前，有几个问题是需要决断的：第一，这种手术的可靠性和安全性，没有细菌感染、损伤邻近的器官和出血等早期并发症。第二，任何晚期的并发症，如由宽大的胃切口导致的粘连，引起胃的功能障碍，应该有有效的处理方法。第三，适应证的选择应该谨慎。

因此，这一技术广泛应用于临床还有待时日，我们期待着这一技术的完善和推广，期待着它能为更多的患者造福。

（纪光伟）

 ## 84.腔内经自然孔腔内镜手术有哪些?

答：腔内NOTES手术包括治疗胃食管反流病的技术、内镜黏膜切除术、腔内肥胖症手术、经肛门直肠显微手术、经胃的内镜手术等，这类手术在我国已经部分开展。

（1）胃食管反流病（GERD）的腔内治疗　由内镜在食管黏膜下放置小的囊样假体使食管下括约肌（LES）压力增加；或多甲基丙烯酸甲酯（polymethylmethylacrylate，PMMA）黏膜下注射，近期疗效满意。

（2）腔内胃底折叠术　用Eso-Phyx装置制造了食管到胃底的套叠，然后用T形固定器将胃底固定在食管周围。内镜检查胃底折叠处是完整的。

（3）内镜黏膜切除术　内镜黏膜切除术（EMR）技术用作早期胃癌的治疗，Inoue应用EMR治疗142例早期的食管癌和102例早期胃癌，随访9年后没有局部或远的转移。复习了351例早期食管癌患者行EMR治疗，结果5年生存率为97.9%。

（4）腔内减肥手术　包括腔内胃分割、内镜胃复位手术、内镜直带胃成形术和内镜迷走神经干切除术等。

（5）经肛内镜微创手术（TEM）　适用于距肛门4～18cm的直肠肿瘤，大多数TEM在全麻下完成，在切除前，需要用电刀标记切除的边缘，切除全部的结肠周围脂肪，标本送病理检查，用3-0的polydioxanone线缝合关闭缺损，手术结束后放置银夹。用直肠镜将标本拉出，手术完成后要检查切除和修复的完整性。如果损伤小，患者当天就可以排气，病变较大的患者需要上1～3d的支撑。TEM的危险是出血、穿孔和复发。

（纪光伟）

 85.经腔经自然孔腔内镜手术有哪些?

答：经腔的NOTES手术主要通过：口（胃）、肛门（结肠）、肠道和经膀胱途径，结合腹腔镜和内镜技术进入腹膜腔完成手术，在国外目前的研究主要限于动物模型，已经进行了胆囊切除、胆囊胃吻合、阑尾切除、输卵管结扎、卵巢切除和部分子宫切除术、肝活检、胃空肠吻合术、脾切除术等。2006年，人类已经完成了经胃阑尾切除术。目前国内仍处在实验阶段，仅有少数用于腹腔疾病的诊断、胆囊切除、直肠肿瘤切除、肾肿瘤切除、肾囊肿开窗和肠粘连松解等，说明该技术还存在一定的问题。我们相信，随着这一技术的逐渐完善，广泛应用于临床是有可能的。

（纪光伟）

第二篇　肝胆胰脾疾病

 1.肝功能检查中哪些指标最重要?

答：肝功能检查是一个相对较为宽泛的概念，不仅包括传统的血清学肝功能检查，还包括氨基比林呼气试验等反映肝脏代谢功能的检查。其中，人们常说的肝功能检查一般指的是血清肝功能检查，其中包括谷丙转氨酶、谷草转氨酶、总胆红素、直接胆红素、间接胆红素、总蛋白、白蛋白等项目，是最为重要而又便于检测的项目。

肝功能大致分成以下几类。

（1）血清氨基转移酶　简称转氨酶，主要包括丙氨酸氨基转移酶（谷丙转氨酶，ALT）和天冬氨酸氨基转移酶（谷草转氨酶，AST）。ALT在体内以肝细胞含量最多，是肝细胞损害的敏感指标。AST主要分布于心肌，其次为肝脏等组织中。各种原因导致肝功能受损患者，均可出现ALT、AST升高。

（2）血清胆红素　胆红素代谢功能的检测主要包括血清总胆红素（STB）、结合胆红素（直接胆红素，CB）和非结合胆红素（间接胆红素，UCB）。UCB增高多归因于非结合胆红素生成过多或结合胆红素生成障碍；而结合胆红素增高，则可能因胆道分泌、排泄减少或逆行入血导致。在临床，可根据结合胆红素和非结合胆红素的比例，对黄疸的分类做出初步的判断，有助于进一步的诊治。

（3）白蛋白、前白蛋白　肝脏是唯一可以合成白蛋白的部位，所以检查白蛋白可以较好反映肝脏的合成功能。急慢性肝病、严重肝损害和白蛋白减少的患者，可出现低白蛋白血症。

（陈峰松）

 2.肝功能异常就是肝脏有病吗?

答：肝功能检查是反映肝脏功能及肝脏健康情况的一种化验检查，但有时肝功能异常并不意味着病变就在肝脏，也可能是肝脏以外的脏器疾病所致，多见于以下两种情况。

（1）其他疾病影响肝脏功能和胆红素排泄，从而导致肝功能异常　如胆总管结石、胰头癌和胆囊结石等疾病，可以导致胆汁排泄障碍，继而引起黄疸、肝细胞受损，此时可出现黄疸等症状，肝功能检查可出现转氨酶、胆红素升高等，但疾病本身并不在肝脏。

（2）其他脏器疾病导致肝功能检查异常　如天冬氨酸氨基转移酶（AST）广泛存在于心肌细胞和骨骼肌细胞等部位，当心肌梗死或有其他相关疾病时，血清AST可显著升高。

（陈峰松）

 3.黄疸是什么原因造成的?

答：黄疸按照发病原因可分为以下几种。

（1）溶血性黄疸　凡引起红细胞破坏、溶血的疾病都可导致溶血性黄疸。它又分为以下两类。①先天性溶血性贫血：如地中海贫血、遗传性球形红细胞增多症等。②后天性获得性溶血性贫血：如自身免疫性溶血性贫血、遗传性葡萄糖-6-磷酸脱氢酶缺乏（蚕豆病）、不同血型输血后溶血、新生儿溶血、恶性疟疾和阵发性睡眠性血红蛋白尿等。

（2）肝细胞性黄疸　所有肝脏疾病、肝细胞损伤导致肝细胞对胆红素的摄取、结合、排泄功能障碍，均可导致黄疸。如病毒性肝炎、药物性肝病、酒精性肝病、肝硬化、肝癌和钩端螺旋体病等。

（3）胆汁淤积性黄疸（阻塞性黄疸）　肝内外因素导致胆道阻塞、胆汁排泄障碍，从而致胆管内压增高，小胆管、毛细胆管损伤，胆汁中胆红素反流入血而导致黄疸。根据阻塞的部位可分为肝外因素及肝内因素两类。前者包括胆总管结石、狭窄和肿瘤等；后者常见于毛细胆管型病毒性肝炎、药物性胆汁淤积症、妊娠期复发性黄疸和原发性胆汁性肝硬化。

（4）先天性非溶血性黄疸　指胆红素代谢有先天性的摄取、结合和排泄障碍而导致的黄疸，多见于婴幼儿和青少年。常见的疾病有 Gilbert 综合征、Dubin-Johnson 综合征、Rotor 综合征和 Crigler-Najjar 综合征。

（陈峰松）

4.转氨酶升高就是肝炎吗?

答：血清氨基转移酶（转氨酶）主要包括丙氨酸氨基转移酶（ALT）和天冬氨酸氨基转移酶（AST）。ALT 广泛存在于组织细胞胞浆中，以肝细胞含量最多，其次为心、脑和肾组织中，是肝细胞损害的敏感指标。AST 主要存在于心肌细胞，其次为肝、肾和骨骼肌细胞中。在各类肝炎中，转氨酶升高常常是最早发现的指标，但转氨酶的升高并不一定意味着患有肝炎。在患有胆囊结石、胆总管结石和胰头癌等疾病时，可出现继发性肝功能受损，表现为转氨酶升高等；此外，还有一些肝外疾病，如心肌疾病、肌肉疾病等也可出现转氨酶异常。

（陈峰松）

5.转氨酶反复升高应怎样查找病因?

答：转氨酶反复升高，在排除肝外疾病后，可按下述程序查找病因。

① 详细的病史询问和体格检查，尤其应该注意询问药物使用情况、是否饮酒和体重指数等。

② 肝炎的病原学检查：甲肝、乙肝、丙肝、丁肝、戊肝等常见嗜肝病毒的血清免疫学检查和病毒性检查，排除病毒性肝炎可能。

③ B超、CT和MRI等影像学检查，排除脂肪肝和肝脏肿瘤等可能。

④ 巨细胞病毒等其他相关病毒学检查。

⑤ 考虑少见的肝脏疾病：行相关检查，排除血色病、自身免疫性肝炎、甲状腺功能亢进症、肾上腺皮质功能减退症和肝豆状核变性等疾病可能。

⑥ 肝脏穿刺：行病理组织学检查。

（陈峰松）

 6.脂肪肝对身体有什么影响？

答： 随着人们生活水平的提高，脂肪肝的发生率逐渐增高。脂肪肝对人体的影响有以下几个方面。

（1）影响肝脏功能　肝细胞发生脂肪变性后，会不同程度地影响肝脏功能和机体的消化功能，使营养吸收发生障碍，导致能量代谢紊乱，降低机体的免疫功能，表现为食欲减退、恶心、乏力、肝区疼痛、腹胀和腹泻等。

（2）加重肝脏损伤　长期的脂肪肝可引起肝细胞变性、坏死以及炎性细胞浸润，继而产生肝纤维化、肝硬化，甚至导致肝癌。

（3）和其他疾病并存，影响其他疾病的进程　脂肪肝可以是一个独立的疾病，但更多的时候是和其他疾病并存，作为全身疾病在肝脏的一个病理表现，脂肪肝的存在可以影响其他疾病的进程，如乙肝合并脂肪肝等，均可加重肝脏负担，而影响其治疗效果。

（陈峰松）

7.脂肪肝吃药可以控制吗？

答： 在脂肪肝的治疗中，应该针对不同的病因来进行治疗，包括病因治疗、饮食控制、体育锻炼和药物治疗。其中，药物治疗只是整体治疗的一小部分，处于辅助地位。

（1）病因治疗　找出病因，针对不同病因采取措施。如酒精性脂肪肝患者应立即戒酒；高血脂、高血糖和代谢综合征患者，应严格控制血脂和血糖；营养不良导致脂肪肝的患者，应注意增加能量摄入，适量补充蛋白和维生素。

（2）饮食治疗　调整饮食结构，提倡低糖、低热量、低脂肪、高蛋白饮食。

（3）适当运动、加强锻炼　尤其是高血脂、高血糖导致的脂肪肝患者，更应加强锻炼，控制体重。

（4）药物治疗　可适当使用药物治疗。

① 降血脂药物：对伴有高血脂的脂肪肝患者可使用降血脂药物，包括降低甘油三酯的氯贝丁酯类和降低胆固醇的3-羟基-3-甲基戊二酰辅酶A（HMG-CoA）还原酶抑制剂类。

② 熊去氧胆酸：具有增加胆汁中脂质分泌、保护肝细胞、调节免疫等作用。

③ 护肝去脂类药物：多不饱和卵磷脂类药物可稳定、修复肝细胞膜，促进肝细胞再生，同时有助于脂肪的吸收转运。

④ 抗氧化剂：包括维生素D、还原性谷胱甘肽、水飞蓟和N-乙酰半胱氨酸等。

⑤ 中医药：辨证使用中药汤剂和中成药，有助于脂肪肝的治疗恢复。

（陈峰松）

8.脂肪肝是什么原因引起的?

答:脂肪肝是脂肪在肝脏过度沉积所致的临床病理综合征。其发病机制仍未完全明确,现认为多种致病因素共同导致肝细胞内甘油三酯过度堆积而致病。其发生原因可能与下列因素有关。

(1)酒精 酒精性脂肪肝是酒精性肝病表现之一,其发病原因在于酒精大量摄入(男性日平均饮酒折合乙醇≥40g,女性≥20g,连续5年;或2周内有>80g/d的大量饮酒史)。

(2)肝炎病毒感染 各类肝炎病毒感染导致的肝炎均可合并脂肪肝,但以慢性乙型肝炎和慢性丙型肝炎合并脂肪肝最为常见。

(3)肥胖 肥胖者体内脂肪组织大量蓄积,血中游离脂肪酸升高,可引起脂肪肝。

(4)高脂血症 高甘油三酯血症或高胆固醇血症患者肝脏脂肪合成增多,易引发脂肪肝。

(5)糖尿病 尤其是2型糖尿病患者血中游离脂肪酸水平升高,并存在胰岛素抵抗,易合并脂肪肝。

(6)营养不良 营养物质摄入过少或缺乏某些营养物质,均可导致脂肪肝的发生。

(7)妊娠 多见于初次妊娠的后期,可呈急性表现。

(8)药物 雌激素、巴比妥类和肾上腺皮质激素等药物可引起脂肪肝。

(9)甲亢、皮质醇增多症等内分泌疾病 可导致脂质代谢紊乱,血中游离脂肪酸增多,引起脂肪肝。

(10)化学药物 四氯化碳、异丙醇等化合物,铅、汞等重金属中毒,可导致脂肪肝。

(11)遗传代谢性疾病 如肝豆状核变性、半乳糖血症等均可引起脂肪肝。

(陈峰松)

9.非酒精性脂肪肝与心血管病有何关系？

答：脂肪肝是指病变主体在肝小叶，以弥漫性肝细胞大泡性脂肪变为特征的临床综合征。非酒精性脂肪肝与酒精性脂肪肝的病理改变类似，区别在于有没有过量饮酒史。

非酒精性脂肪肝的发生与胰岛素抵抗、遗传易感性以及环境因素密切相关。许多专家认为，它是代谢综合征的表现之一，常伴发肥胖（特别是腹型肥胖）、血脂、血糖和血压异常。

越来越多的临床研究表明，非酒精性脂肪肝与心血管病有多种共同的危险因子，常与糖尿病、动脉粥样硬化相伴而来，患者一般在出现肝硬化或其他肝脏相关症状之前已经出现心血管危险事件。因此，控制和预防脂肪肝的发生对于预防心血管病、糖尿病和高脂血症的发生有着积极的意义。

治疗脂肪肝可通过以下方式。

① 控制饮食：低盐、低脂、高维生素和适量蛋白质饮食，降低碳水化合物的摄入，避免饮酒。

② 运动和减肥：通过运动和减肥减少腹部脂肪，对于控制和治疗脂肪肝作用很大。

③ 寻找和积极治疗代谢危险因素，有效控制血压、血糖，以及纠正血脂紊乱。

④ 有肝功能异常者可使用改善肝脏代谢的药物。

（郑　堃）

10.脂肪肝患者在日常生活中应该注意什么？

答：脂肪肝的常见原因有酒精性、肥胖性、营养不良性、糖尿病相关性脂肪肝和高脂血症性脂肪肝等，在日常生活中应注意饮食调控、加强体育锻炼、调节心理状态。

（1）注意饮食调控　脂肪肝的发生与饮食结构不合理和营养

失衡相关。饮食调控，适量的能量摄入，注意饮食中营养要素的组成在治疗中起重要的作用。在饮食中需注意碳水化合物、蛋白质和脂肪间的平衡，增加维生素的摄入。蛋白摄入以植物蛋白为主，脂肪摄入应包括一定比例的不饱和脂肪酸，同时注意热量的摄入。

（2）加强体育锻炼　运动锻炼是治疗脂肪肝的基本方法之一。长期坚持低或中强度、较长时间的有氧运动，可起到促进脂肪分解、降低血脂、缓解胰岛素抵抗和增强体质的功效。

（3）调节心理状态　现代医学模式已经从单纯的生物医学模式转变成生物-心理-社会医学模式。脂肪肝患者，尤其是有肝功能异常的，多存在一定程度的紧张和恐癌心理，此类患者应加强心理疏导，缓解紧张心理，注意心理卫生。

（陈峰松）

11.什么是酒精性肝病？

答：酒精性肝病是指长期大量饮酒所导致的肝损害，包括酒精性脂肪肝、酒精性肝炎和酒精性肝硬化。若饮酒5年以上，男性每日摄入40g酒精以上，女性20g以上是酒精性肝病的基础。酒精摄入体内以后，20%在胃中吸收，其余的在十二指肠、空肠吸收。随着血液循环进入肝脏，它可以直接损伤肝细胞，使肝细胞脂肪变性，同时在肝脏转化为乙醛，乙醛对人体毒性很大，若不能迅速分解会蓄积而对肝脏产生更严重的损伤，增加酒精性肝硬化的风险。因为乙醛代谢的关键酶——乙醛脱氢酶的数量、活性有个体差异，所以乙醛所引起头晕、恶心和昏迷等醉酒表现因人而异。长期酗酒的人往往进食量减少，蛋白质和维生素摄入不够，营养不良很常见，这些更加重了酒精性肝病患者的病情。

（刘　芬）

12.怎么诊断酒精性肝病?

答: 酒精性肝病的诊断是排除了病毒性肝炎、自身免疫性肝炎等肝炎后,结合长期大量饮酒史和临床症状而得出的,这些症状和普通肝炎的症状相似,如右上腹胀痛、食欲缺乏、乏力、体重减轻和黄疸。酒精性肝硬化患者可有蜘蛛痣、肝掌、脾大和双下肢水肿等体征,结合实验室检查,如肝功能异常,以及彩超、CT等影像学异常。

(刘　芬)

13.体检发现有肝囊肿怎么办?

答: 肝囊肿按照病因可分为先天性、创伤性、炎症性、肿瘤性和寄生虫性。其中先天性肝囊肿最为常见,包括单发性肝囊肿和多发性肝囊肿,前者为异位胆管所致;后者为肝内小胆管胚胎发育障碍而形成。

肝囊肿是一种较为常见的肝脏良性疾病,其生长缓慢,多无临床症状,对人体健康无太大影响,癌变风险较小。所以体检发现肝囊肿,如囊肿较小且无临床症状,建议定期随访,复查甲胎蛋白、B超和CT等相关检查,观察囊肿的大小和形态即可;如囊肿较大,压迫重要的脏器,或并发出血、感染和破裂等并发症者,则需行相关治疗。治疗方法包括外科手术切除囊肿、囊肿开窗、超声引导下囊肿穿刺和囊肿内无水酒精注射等。

(陈峰松)

14.肝血管瘤应该怎样治疗?

答: 肝血管瘤是最常见的肝脏良性占位之一,多见于女性,常于体检时发现。其发病原因尚不完全明确,现认为和胚胎期中胚层血管系统发育异常所导致的血管扩张相关。小的肝脏血管瘤多无临床症状和体征，且生长缓慢，也不会发生癌变或产生并发症，故无需治疗，但应定期随访复查B超、CT等相关检查；如果血管瘤较大，压迫胃肠等周边脏器，出现上腹不适、腹胀、腹痛和并发出血等，可接受相关治疗。治疗方法包括血管瘤切除、肝叶切除、肝动脉结扎术等外科治疗，以及肝动脉栓塞治疗、放射治疗等非手术治疗。

（陈峰松）

15. 什么是瑞氏综合征？

答：瑞氏（Reye）综合征又称脑病合并内脏脂肪变性，于1963年由Reye等首先报道，该病可见于任何年龄，但以6个月～4岁多见；其主要临床特征是急性颅内压增高和肝功能异常，因该病多以频繁呕吐为主要首发症状，体格检查可以发现肝脏有轻至中度大，质硬且表面光滑，实验室检查有转氨酶升高、高氨血症、高游离脂肪酸血症及凝血功能障碍等表现，故临床上极易误诊为肝性脑病。但它与肝性脑病不同的是：既往没有肝脏疾病史，且血清胆红素多正常，故患者无黄疸表现。

流行病学资料表明，该病的发病与流感病毒、水痘-带状疱疹病毒、副流感病毒、肠道病毒和EB病毒等有关。在流感或水痘流行期间，若减少使用水杨酸类药物而改用其他药物退热，则该病的发病数相应减少。流行病学证据还表明，黄曲霉毒素、有机磷和有机氧杀虫剂等可能诱发该病。故目前认为，该病的发病机制与水杨酸的代谢、一些其他毒素或病毒感染时的化学物质所致的线粒体损伤有关。线粒体的损伤导致短链脂肪酸的增加和高氨血症并直接导致脑水肿。

患者在起病前多有呼吸道或消化道的病毒感染史，数日或2～3周后在病毒感染的恢复期出现急性脑病和肝功能异常，呈所谓的"双相"表现。患者多在呕吐症状出现后再出现反复惊厥和进行性意识障碍，并在数小时内由昏睡、昏迷进展至深昏迷，严重者可出现去大脑强直。一旦出现呼吸节律不规则或双侧瞳孔不等大，则可能已有脑疝形成，死亡率可达70%～80%。

诊断该病的金标准是肝脏穿刺活检，电镜检查可发现严重的线粒体异常改变。婴幼儿可有低血糖；脑脊液检查除压力增高外，无其他异常表现；血常规检查可见白细胞总数呈反应性升高，分类以中性粒细胞增高为主。

该病没有特异性的治疗，主要以对症为主，重点是纠正代谢紊乱，控制脑水肿和降低颅内压，加强护理和控制惊厥等。重症患儿多在病后头1～2d内死亡，幸存者可能会遗留各种神经系统后遗症。

（林　华　马继龙）

 ## 16.吃中药会影响肝脏吗？

答：绝大多数药物都需经过肝脏分解代谢，故无论中药、西药或者中成药，都存在一定的肝脏毒性，所以建议患者服用中药治疗的时候，需到正规医院找正规执业医师诊治，切不可道听途说，轻信所谓的"老中医"和某些"秘方"。

（陈峰松）

 ## 17.什么药对肝脏毒性大？

答：肝脏是药物在体内进行转化、分解和代谢的主要器官，很多药物存在一定的肝毒性，其中较为常见的有以下药物。

① 对乙酰氨基酚：是引起药物性肝损伤和暴发性肝衰竭常见的原因之一。其肝毒性的危险性和服用剂量有关；酗酒可加重其肝脏毒性。

② 非甾体抗炎药：非甾体抗炎药的主要副作用为上消化道出

血，但其同时存在一定的肝毒性，其造成肝损伤的原因常和特异性体质相关。

③部分抗生素、抗真菌和抗结核药物：在国内，抗生素的使用不规范也是造成药物性肝炎的常见原因。其中，异烟肼等抗结核药物、大环内酯类、磺胺类药物和抗真菌药物是抗生素中常见的肝毒性药物。

④口服避孕药：可造成可逆性的肝损害。

⑤降血脂、降胆固醇药物：烟酸、3-羟基-3-甲基戊二酰辅酶A（HMG-CoA）还原酶抑制剂可影响肝脏功能，表现为无症状的肝功能异常。

⑥抗糖尿病药物：部分噻唑烷二酮类抗糖尿病药物，如曲格列酮，存在一定的肝毒性，并可导致肝脏损伤。

⑦精神类药物：吩噻嗪类精神抑制药、精神安定药、苯二氮䓬类和巴比妥类药物均可导致胆汁淤积性肝炎，可能与迟发型超敏反应相关。

⑧化疗药物和免疫抑制剂：甲氨蝶呤可引起肝脏病变，表现为肝脂肪变性、肝纤维化等；巯唑嘌呤可引起肝脏静脉闭塞性疾病，表现为胆汁淤积和无症状的转氨酶升高。

⑨中药和中成药：中药和中成药导致的肝损害屡见不鲜。

（陈峰松）

 18.肝脓肿有什么症状？

答：肝脓肿包括阿米巴性肝脓肿和细菌性肝脓肿。阿米巴肝脓肿的发生与阿米巴结肠炎相关，脓肿常单发，多见于右肝。化脓性肝脓肿是指由各种细菌侵犯肝脏形成的肝内化脓性感染。肝脓肿常见的临床表现有：①寒战、高热：发病初期即可出现寒战、高热，热型多呈弛张型，体温最高可达41℃；②肝区不适或胀痛：其主要原因为肝脏包膜受牵拉，引起持续性钝痛，疼痛可向右肩部放射。部分患者可表现为右下胸部疼痛；③乏力、纳差、恶心、呕吐和黄疸等消化道症状；④消瘦、盗汗等其他全身表现。

（陈峰松）

 ## 19.肝脓肿应该如何治疗？

答：（1）**药物治疗**　①阿米巴肝脓肿的药物治疗以抗阿米巴治疗为主。多以组织内抗阿米巴药物为主，辅以肠内抗阿米巴药物。首选甲硝唑，1.2g/d，疗程15～30d。如单独使用效果不佳可换用氯喹等。②细菌性肝脓肿的药物治疗以抗感染药物为主，根据细菌培养和药敏试验结果选用抗生素。③支持治疗：肝脓肿患者全身状况相对较差，在治疗过程中需注意加强支持治疗，积极补液，注意补充水液电解质，必要时可输注血浆和人体白蛋白，以加强支持。

（2）**非药物治疗**　①B超引导下经皮抽脓或置管引流；②手术切开引流术；③肝叶切除术。

（陈峰松）

 ## 20.肝炎分哪几种？

答：凡是能引起肝脏损害、出现肝功能异常的肝脏炎症性疾病，统称为肝炎。根据病因的不同可将肝炎分为病毒性肝炎、酒精性肝炎、药物性肝炎和自身免疫反应性肝炎等。

在现实生活中，人们常说的肝炎主要是指肝炎病毒引起的病毒性肝炎。病毒性肝炎主要分甲型、乙型、丙型、丁型和戊型5种，分别由甲型肝炎病毒（HAV）、乙型肝炎病毒（HBV）、丙型肝炎病毒（HCV）、丁型肝炎病毒（HDV）和戊型肝炎病毒（HEV）五种病毒引起。近年又发现有己型肝炎和庚型肝炎。

其他病毒，如EB病毒、巨细胞病毒、单纯疱疹病毒和风疹病毒等虽也可能引起肝炎，但各有其临床特点，故不包括在病毒性肝炎范围之类。

酒精性肝炎是由于长期过量饮酒所致的一种肝脏疾病。药物性肝炎是指由于药物和（或）其代谢产物引起的肝脏损害。自身免疫性肝炎是由于自身免疫异常所引起的一组慢性肝炎综合征。

（陈恩强）

 ## 21.什么是自身免疫性肝炎?

答：自身免疫性肝炎（autoimmune hepatitis，AIH）是一种由自身免疫反应所引起的肝脏慢性炎症，以高丙种球蛋白血症、自身抗体阳性和组织学上有界面性肝炎及汇管区浆细胞浸润为特征。

该病在1950年被首次报道，随着对该疾病的认识和诊断水平的提高，发病率逐渐升高。与其他肝脏疾病相比较，AIH是一种少见疾病，在欧美国家的发病率相对较高，在我国其确切的发病率尚不清楚，但近年来国内文献报道呈明显上升趋势。由于临床上常缺乏特异性的症状和体征，因此，诊断较为困难，常与病毒性肝炎混淆。

该病的发病机制目前还不十分清楚，可能与下列因素有关：①遗传易感因素；②自身免疫功能异常；③病毒、细菌感染或某些化学药物的诱发。

AIH发病女性多于男性，任何年龄均可发病，多数病例发生于40岁以后，大部分患者发展成为胆汁淤积，需要长期服用小剂量类固醇治疗，本病可缓慢发展成肝纤维化、肝硬化，最终导致肝功能衰竭。

（郑　堃）

 ## 22.病毒性肝炎是通过什么途径传染的?

答：不同种类的病毒性肝炎传染途径也不相同。甲型病毒性肝炎是经粪—口途径传播，即由不洁饮食和喝生水等途径而感染的。水源或食物严重污染可引起暴发性流行，如上海1988年甲型肝炎暴发流行系由食用污染的毛蚶所致。因此，加强水源、饮食和粪便管理有助于预防和阻断甲肝传播。

乙型病毒性肝炎主要通过母婴、血液和性接触而传播。母婴传播主要发生在分娩过程中，但不排除宫内感染的可能；血液传播途径除输血及血制品外，诸如注射、刺伤、共用牙刷或剃刀及外科器械等方式，经微量血液也可传播。

丙型病毒性肝炎的传播途径与乙型病毒性肝炎基本相同，但以输血传播为主（包括使用血制品）。非输血途径传播主要包括使用污染病毒的注射器针头、重复利用的采血用具、文身和日常密切接触等。

丁型病毒性肝炎传播途径与乙型病毒性肝炎相同。戊型病毒性肝炎传播途径与甲型病毒性肝炎相同，经粪—口途径传播。己型病毒性肝炎传播的途径尚不清楚。庚型病毒性肝炎传播途径与乙型、丙型病毒性肝炎基本相同。

（陈恩强）

23.甲肝和戊肝会发展成慢性肝炎吗？

答：慢性病毒性肝炎多系急性肝炎迁延不愈所致，病程多在6个月以上。慢性病毒性肝炎的发病机制尚未完全阐明，可能与患者免疫状态、营养状况和治疗不当等因素有关。

甲型肝炎和戊型肝炎的病理改变主要是肝细胞水肿、变性，而肝细胞坏死多不严重，一般仅呈单个细胞坏死或灶性坏死；可有凋亡小体形成，同时伴淋巴细胞浸润、Kupffer细胞增生和胆色素沉积，汇管区有炎症反应。通过及时的干预和治疗，这些病理改变都是可逆的，损伤的肝细胞在短时间内可完全恢复，患者一般不会发展成慢性肝炎。

（陈恩强）

24.怎么看乙肝两对半检查结果?

答：乙肝两对半（即乙肝五项）检查是检查乙型肝炎病毒（HBV）感染最常用的血清学标志物，主要含有五项指标，即乙肝表面抗原（HBsAg）、乙肝表面抗体（抗HBs或HBsAb）、e抗原（HBeAg）、e抗体（抗HBe或HBeAb）和核心抗体（抗HBc或HBcAb）。

HBsAg是乙肝病毒的外壳蛋白，本身不具有传染性，但它的出现常伴随乙肝病毒的存在，所以它是已感染乙肝病毒的标志，常见于急性乙肝、慢性乙肝患者或病毒携带者；抗HBs是针对HBV的保护性抗体，该指标阳性表明既往感染过HBV，但病毒已被清除，或者接种过乙肝疫苗，产生了保护性抗体；HBeAg阳性说明乙肝病毒在体内复制可能活跃，但需结合HBV DNA检查综合判断；抗HBe不是保护性抗体，其阳性并不意味着机体没有传染性；抗HBc的临床意义与其滴度高低有关，高滴度的抗HBc常提示HBV活跃复制，常见于急性HBV感染者，而低滴度的抗HBc多表明既往感染过HBV。

乙肝两对半检查主要用于了解是否感染过HBV，而不能确定传染性的强弱、病情的严重程度和肝功能的损害情况，需要结合肝功能检查、B超、HBV DNA等检查结果才能详细地评估病情。而对正在接受抗病毒治疗的慢性乙肝患者而言，通过定期检查乙肝两对半，特别是抗原和抗体滴度的变化，有助于预测抗病毒疗效与疾病转归。

（陈恩强）

25.什么是"大三阳"和"小三阳"？

答："大三阳"和"小三阳"是乙肝两对半检查中的两种不同组合模式。我国临床医生习惯将乙肝表面抗原（HBsAg）、e抗原

（HBeAg）和核心抗体（抗HBc或HBcAb）三项阳性称为"大三阳"，而把乙肝表面抗原、e抗体（抗HBe或HBeAb）和核心抗体三项阳性称为"小三阳"。在国外，并无"大三阳"和"小三阳"这种说法。

"大三阳"和"小三阳"的区别主要是e抗原的不同。"大三阳"e抗原阳性，而"小三阳"e抗原阴性，"小三阳"通常由"大三阳"转变而来，是人体针对e抗原产生了一定程度免疫力的结果。既往多认为"大三阳"的传染性相对较强，同时演变成慢性乙型肝炎的可能较大，而"小三阳"的传染性较弱且病情相对较稳定。事实上，部分"小三阳"是因为HBV前C区变异所致，体内病毒复制仍非常活跃。随着HBV DNA检测技术的问世，目前专科医生已不再根据"大三阳"或"小三阳"来判断传染性的强弱。

值得一提的是，"大三阳"或"小三阳"反映的只是体内携带病毒的状况，而不能反映肝脏的受损情况，不能作为判断病情轻重的依据。

（陈恩强）

26. 乙肝患者查HBV DNA检查有什么作用？

HBV DNA检测是乙肝患者常规检查项目，临床医生可根据HBV DNA水平的动态变化，对抗病毒治疗的疗效和治疗方案进行合理的评测，不仅有利于患者了解自己的病情变化，而且有利于临床医生及时调整或优化治疗方案。

作为判断HBV复制能力和传染性强弱的最有力依据，HBV DNA低于检测值下限已被广泛用做评价干扰素和核苷（酸）类似物抗病毒疗效的基本治疗目标。在抗病毒治疗过程中，HBV DNA下降的速度和幅度对于远期病毒学应答、耐药的发生和疾病转归也具有重要的预测价值。此外，HBV DNA检查还可以对HBV基因型和耐药变异进行测定，这有助于临床医生选择合理的抗病毒药物。

需要指出的是，HBV DNA水平与肝损害的程度没有直接的联系。如HBeAg阳性的乙肝病毒携带者，尽管体内HBV DNA水平很高，但肝功能往往正常，这主要是因为肝细胞的损伤并不是由HBV直接引起的。

（陈恩强）

27.非活动性HBsAg携带者需要注意什么？

答：非活动性HBsAg携带者除不能捐献血液、组织器官及从事国家明文规定的职业或工种外，可以照常工作和学习。非活动性HBsAg携带者尽管不需要抗病毒治疗，但应在避免饮酒和过度疲劳的前提下，定期进行医学随访。可以每6个月进行一次肝功能、HBV DNA、AFP及肝脏超声显像检查，以了解病情的变化。

我国2011年版《慢性乙肝防治指南》对"非活动性HBsAg携带者"给予了明确的界定，即血清HBsAg阳性、HBeAg阴性、抗HBe阳性或阴性，HBV DNA低于最低检测限，1年内连续随访3次以上，ALT均在正常范围；肝组织学检查显示Knodell肝炎活动指数（HAI）< 4，或根据其他的半定量计分系统判定病变轻微。

"非活动性HBsAg携带者"有别于以往提出的"无症状HBV携带者（ASC）"。越来越多的临床证据提示，ASC人群中大部分有不同程度的肝组织学改变，甚至可能包括慢性肝炎和肝硬化患者。"非活动性HBsAg携带者"把既往ASC中的慢性肝炎、肝硬化等分离出来后，可更科学、更准确地反映无症状携带乙肝病毒（HBV）的实质。

（陈恩强）

28.乙肝活动期患者会不会传染给家里人？

答：乙肝活动期患者的外周血一般可检测到HBV DNA，此时

第二篇　肝胆胰脾疾病

病毒复制活跃，具有较强的传染性，但通过科学的预防，家人一般是可以避免被传染的。

家人应及早注射乙肝疫苗，并产生乙肝表面抗体，这是预防乙肝病毒感染的最有效办法。因为乙肝病毒主要是通过母婴、血液及性接触而传播，故在乙肝表面抗体产生之前应避免共用牙刷、剃须刀等生活用品，夫妻间过性生活时要使用安全套，有口腔溃疡、牙龈出血和胃肠溃疡等疾病时，提倡分餐，以避免乙肝的传染。

（陈恩强）

29.慢性乙型肝炎妇女孕前需要做哪些准备？

答：患有慢性乙型肝炎的妇女有生育计划之前，夫妻双方应该在医院做一些相应的检查，包括乙肝两对半、肝肾功能、凝血功能、肝脏和脾脏超声检查，以了解身体的情况。

对于乙肝病毒携带的女性，如上述检查正常，并且1年内随访3次以上肝功能正常者，可以考虑妊娠。患慢性乙型肝炎的女性，如肝功能正常，上述检查没有异常，可以妊娠。对于活动期慢性乙型肝炎的女性，有肝功能异常，如谷草转氨酶（AST）、谷丙转氨酶（ALT）持续升高或下降后又上升的患者，需要住院进行抗病毒和保肝治疗，待肝功能恢复正常后才可以妊娠。

（赵　敏）

30.和乙肝病毒携带者一起吃饭、工作会被传染吗？

答：乙肝病毒携带者传染性的高低取决于其外周血的病毒水平，病毒水平越高，传染性越强。但在日常工作或生活接触中（如握手、拥抱和共用厕所等），只要无血液暴露的接触，一般是不会被传染的。

在我国，乙肝病毒携带者除不能捐献血液、组织器官及从事国家明文规定的职业或工种外（如保育员、炊事员、入口食品行业售货员等），可照常工作和学习。

（陈恩强）

 31. 乙肝患者什么时候需要注射干扰素?

慢性乙型肝炎患者只要具有抗病毒治疗的适应证，并且无干扰素治疗的禁忌证，就可以使用干扰素进行抗病毒治疗。

目前慢性乙型肝炎抗病毒治疗的适应证是：①HBeAg 阳性者，HBV DNA $\geqslant 10^5$ 拷贝/毫升（相当于2000U/ml）；HBeAg 阴性者，HBV DNA $\geqslant 10^4$ 拷贝/毫升（相当于2 000 U/ml）；②ALT $\geqslant 2 \times$ ULN（正常值的上限）；如用干扰素治疗，ALT 应$\leqslant 10 \times$ ULN，血清总胆红素应$<2 \times$ ULN；③ALT $<2 \times$ ULN，但肝组织学显示Knodell HAI（组织学活动指数）$\geqslant 4$，或炎症分级（Grade，G）$\geqslant$ G2，或纤维化分期（Stage，S）$\geqslant$ S2。

对于近期有生育要求而不愿接受长期抗病毒治疗的年轻慢性乙型肝炎患者，可选择干扰素进行抗病毒治疗。有下列因素者使用干扰素常可取得较好的疗效：①治疗前 ALT 水平较高；②HBV DNA$< 10^8$ 拷贝/毫升；③女性；④病程短；⑤非母婴传播；⑥肝组织炎症坏死较重，纤维化程度轻；⑦对治疗的依从性好；⑧无HCV、HDV 或 HIV 合并感染；⑨HBV 基因 A 型；⑩治疗12周或24周时，血清 HBV DNA 不能检出。

干扰素虽然具有治疗乙肝的作用，但不是每个乙肝患者都适合用干扰素进行治疗。患者具有以下情况之一者，绝对禁止使用干扰素：妊娠、精神病史（如严重抑郁症）、未能控制的癫痫、未戒断的酗酒/吸毒者、未经控制的自身免疫性疾病、失代偿期肝硬化和有症状的心脏病。

（陈恩强）

32.乙肝患者什么时候用口服的抗病毒药？

答： 慢性乙型肝炎患者只要具有抗病毒治疗的适应证，且无核苷（酸）类似物治疗的禁忌证，就可以使用核苷（酸）类似物进行抗病毒治疗。对有干扰素治疗禁忌证的患者（如失代偿期肝硬化、肝癌等），应选择口服核苷（酸）类似物进行抗病毒治疗。

需要注意的是，因为核苷（酸）类似物可能具有不同程度的生殖毒性，所以育龄妇女和未婚女性应该慎重使用；对于有慢性肾炎和肾功能受损的慢性乙肝患者，不宜选用阿德福韦酯；对于从事高强度体力劳动者则不宜使用替比夫定。

（陈恩强）

患者咨询常见问题与解答丛书——消化科

33.乙肝抗病毒治疗的疗程是多长？

答： 疗程长短与选择的抗病毒药物种类有关。干扰素主要通过调控宿主免疫实现抗病毒作用，其疗程相对固定，一般为6～12个月，少数患者可延长至18个月。而核苷（酸）类似物因只能抑制病毒复制而不是清除病毒，停药后容易复发，所以需要长期服用，没有确定的疗程。

对于服用核苷（酸）类似物治疗而主观停药需求强烈的患者，可在HBV DNA低于检测值下限、ALT恢复正常、HBeAg/抗HBe 血清学转换后，再巩固治疗至少1年，经过至少两次复查，每次间隔6个月，而上述各指标均保持不变，且总疗程至少已达2年者，可考虑停药，但停药后可能复发。需要注意的是，慢性乙型肝炎一旦发展到了肝硬化阶段，无论是代偿期还是失代偿期，都没有明确的停药指标，需要长期甚至是终生的抗病毒治疗。

（陈恩强）

34. 患者进行抗病毒治疗时需要注意什么？

答：慢性乙肝的抗病毒治疗是一个长期的过程，要做好"持久战"的心理准备。患者一旦开始接受核苷（酸）类似物或干扰素进行抗病毒治疗，则必须遵循专科医生的嘱咐，坚持按时用药，定期随访，并做生化学、病毒学和其他相关检查。在治疗过程中医生会观察药物的疗效和副反应，并可能会根据结果及时调整治疗方案。在抗病毒治疗期间，患者不能擅自停药、减量或者间断用药。

此外，患者要具备良好的生活和饮食习惯，不酗酒，不吸烟，合理作息。由于抗病毒治疗是一个长期过程，而且目前尚不知抗病毒药物对妊娠及胎儿的影响，原则上在抗病毒治疗期间不主张受孕。

（陈恩强）

 35. 抗病毒药物治疗会导致病毒变异吗？

答：变异是病毒发展的自然规律，不仅是乙肝病毒，所有的病毒都会发生变异。长期应用抗病毒药物的患者，体内的乙肝病毒更易发生变异，且这种变异可能会导致乙肝病毒对抗病毒药物的耐药。

目前我国上市的四种核苷（酸）类似物均存在耐药的问题，且随治疗时间延长，HBV耐药变异发生率逐渐增高，其中拉米夫定耐药的风险最高，而恩替卡韦耐药的风险最低。事实上，从病毒变异至出现耐药是一个逐渐形成的过程，通过严格掌握治疗适应证、谨慎选择抗病毒药物，开始治疗时宜选用抗病毒作用强和耐药发生率低的药物；由于病毒变异可能无任何明显的临床表现，因此，定期（一般3～6个月）到医院检查是可以有效预防和治疗核苷（酸）类似物耐药突变的。

（陈恩强）

36. 患有乙肝的育龄期妇女能妊娠吗？

答：乙肝育龄期妇女能否妊娠主要由肝脏本身能否承受整个孕期和分娩过程的负担所决定。当前有两种倾向，即一部分患者想等到把乙肝病毒的传染性降低到很低水平以后再妊娠，这不太现实，盲目等下去，会使患者错失最佳的妊娠时机和年龄；另一部分患者则是不考虑肝脏承受能力，抱着冒险试一试的心态而妊娠，这也很危险。因此，两者都不可取。

乙肝育龄期妇女应该在计划妊娠之前进行一次认真全面的体检，评估一下自己的身体状态，以便选择最佳的妊娠时机。如果育龄期妇女为急性乙肝，只要乙肝痊愈且体力完全恢复，即可妊娠；如为乙肝病毒携带者，肝功能始终正常且无肝硬化，可以考虑妊娠；如为慢性乙肝且正处于疾病活动期，应避免妊娠，待病情稳定、肝功持续正常半年以上时再妊娠较为安全。

（陈恩强）

 37. 乙肝"小三阳"/"大三阳"患者能不能结婚生育？

答：乙肝病毒携带者和经过治疗病情稳定的慢性乙肝患者，无论是"大三阳"，还是"小三阳"，是完全可以结婚的。结婚前应注意让伴侣检查乙肝"两对半"，若乙肝表面抗体阴性，应及时接种乙肝疫苗。在乙肝表面抗体产生前进行性生活时应使用安全套，以预防乙肝病毒的传染。

乙肝患者结婚后可以考虑生小孩，且只要做好母婴阻断，一般可以生育出健康的宝宝。但不要在病情不稳定的情况下妊娠，否则妊娠会增加肝脏负担，导致病情恶化，进而危及母子生命安全。对于正在接受抗病毒治疗的男方或女方，都需要在停药半年以后才可考虑生育，以便优生优育。

（陈恩强）

38.乙肝"大三阳"患者，肝功能正常，但HBV DNA很高，应该怎样处理？

答：HBV DNA呈高水平复制且肝功能持续正常，多提示患者处于乙肝免疫耐受期，此时进行抗病毒治疗效果往往不太明显，故对这类患者可暂时不考虑抗病毒治疗，但应每隔3～6个月进行一次生化学、病毒学、甲胎蛋白和影像学检查，若符合抗病毒治疗适应证，应及时进行抗病毒治疗。需要注意的是，对于年龄较大者（>40岁），特别是男性或有肝细胞癌家族史者，更应密切随访，最好进行肝活检；如果肝组织学显示Knodell HAI≥4，或炎症坏死≥G2，或纤维化≥S2，应积极给予抗病毒治疗。

由于患者HBV DNA水平高，传染性强，建议与其共同生活的家人或密切接触者及时进行乙肝"两对半"检查，若无乙肝表面抗体，应尽早接种乙肝疫苗。

（陈恩强）

39.妊娠后查出有乙肝怎么办？

答：妊娠后查出乙肝，切勿惊慌失措，应及时就医并对病情做一个详细的评估。至于是否继续妊娠，则主要取决于患者自身病情是否稳定。若病情不稳定，应及时终止妊娠并尽早给予抗病毒治疗，否则，不仅会加重病情，而且可能危及母子生命安全；若病情稳定，可以继续妊娠，但前提是要做好母婴阻断。

目前公认的母婴阻断措施是在妊娠的最后3个月，每月定期注射一支高效免疫球蛋白（主要针对外周血可检测到HBV DNA的孕妇）；待婴儿出生后，24小时内先注射高效价乙肝免疫球蛋白，同时再按0、1、6个月免疫程序接种乙肝疫苗。这样的阻断措施对新生儿的保护率可达90%以上。

（陈恩强）

40.乙肝是否会导致肝硬化?

答：乙型肝炎病毒持续感染可导致肝硬化。在我国，乙型肝炎病毒感染是导致肝硬化发生的最主要原因。我国目前约有2000万的慢性乙肝患者，其中有近25%～30%患者可发展为肝硬化，而15%肝硬化可发展为失代偿期肝硬化。

人类对肝硬化的认识是一个动态发展的过程，最早认为肝硬化是不可逆转的。但现已认识到肝硬化的进程其实包括肝纤维化、早期肝硬化、代偿期肝硬化和失代偿肝硬化四个阶段，其中肝纤维化阶段是可以逆转的。目前已有大量的临床证据提示，通过长期的抗病毒治疗，不仅可延缓疾病的进展，而且可降低肝硬化的发生，部分早期肝硬化患者甚至可以出现病情完全逆转。

（陈恩强）

41.怎样才能延缓乙肝肝硬化的发展?

答：延缓乙肝肝硬化发展的关键是进行抗病毒治疗，在肝纤维化阶段可考虑联合抗纤维化治疗。

肝纤维化是由慢性乙肝发展而来的，在正式升级为肝硬化之前，只要定期监测和随访，并且进行有效的抗病毒治疗就能有效遏制病情的发展。对于处于失代偿期的肝硬化，通过终身抗病毒治疗，抑制病毒复制，改善肝功能，可有效延缓或减少肝移植的需求。

（陈恩强）

42.乙肝肝硬化患者是否应该行抗病毒治疗?

答：长期抗病毒治疗在乙肝肝硬化治疗中的关键地位已被大量临床研究证实。核苷（酸）类似物治疗不仅可有效抑制病毒复

患者咨询常见问题与解答丛书——消化科

制，更可改善肝脏组织学，延缓或逆转肝纤维化或早期肝硬化进展。

我国2011年版《慢性乙肝防治指南》对乙肝肝硬化患者抗病毒治疗的指征明显放宽。对代偿期肝硬化患者，不论ALT是否升高，HBeAg阳性患者的治疗指征从2005年版的HBV DNA水平10^5拷贝/毫升下调到10^4拷贝/毫升；HBeAg阴性患者治疗指征从HBV DNA水平10^4拷贝/毫升下调到10^3拷贝/毫升；对HBV DNA可检测但未达到上述水平者，如有疾病活动或进展的证据，且无其他原因可解释，在知情同意的情况下，亦可开始抗病毒治疗，以延缓或者降低肝功能失代偿和肝癌的发生；对失代偿期肝硬化患者，只要能检出HBV DNA，不论ALT是否升高，在知情同意的基础上，及时应用核苷（酸）类似物抗病毒治疗，以改善肝功能并延缓或减少肝移植的需求。

（陈恩强）

 ## 43.什么是丙肝病毒？

答：丙肝病毒是丙型肝炎病毒（HCV）的简称，它是丙型肝炎（简称丙肝）的病原体，在过去曾被称为输血后或体液传播型非甲非乙型肝炎病毒。丙肝病毒是1989年才从黑猩猩的血标本中分离出来的，在1989年的东京非甲非乙型肝炎会议上被正式命名为丙肝病毒；1991年被归入黄病毒科丙型肝炎病毒属。丙肝病毒有嗜肝性，呈球形，在肝细胞中直径为36～40mm，在血液中直径为36～62mm。HCV基因组为单股正链RNA，分为6个基因型及9个亚型。目前世界上广泛分布的基因型为如下5种：Ⅰ/1a、Ⅱ/1b、Ⅲ/2a、Ⅳ/2b、Ⅴ/3a。我国北方以Ⅲ/2a型为主，南方以Ⅱ/1b型为主。了解丙肝病毒的分型，对丙型肝炎治疗方案的制定有指导意义。

（刘　芬）

44.丙肝病毒通过哪些途径传播?

答:丙肝和乙肝、丁肝一样,主要是通过血液、体液和性传播的疾病。丙肝的传染源主要是急慢性丙肝患者和丙肝病毒携带者,只要患者PCR HCV RNA(丙肝病毒定量)阳性,就具有传染性。常见的传播方式有以下几种:①血液传播,如输血、使用血制品、吸毒时共用注射器、美容行业未经消毒的针头、刀片等;②性接触,如不洁性交、滥交、同性恋的肛交等有唾液、精液和阴道分泌物的接触;③母婴传播,如经胎盘、分娩和哺乳等方式由母亲传染给婴幼儿;④有时也可通过密切的生活接触传播(前提是皮肤和黏膜有破损,是血液传播的一种特殊类型)。所有人群,不分年龄和性别,对HCV都有易感性。与乙肝不同的是,到目前为止,丙肝还没有保护性抗体。

(刘 芬)

患者咨询常见问题与解答丛书——消化科

45.洗澡和桑拿可以杀灭丙肝病毒吗?

答:曾经有位丙肝患者问我,丙肝病毒怕不怕热?我特喜欢洗桑拿,能不能多洗洗把它给灭了?其实丙肝病毒对理化因素的抵抗力不强,可被1:1000的甲醛37℃ 96h或1:2000的甲醛37℃ 72h灭活。加热100℃ 5min、60℃ 10h也可使病毒灭活。紫外线、"84"消毒液对它也有很好的杀灭作用。但是,洗澡和桑拿是不可能杀灭丙肝病毒的,首先,时间和温度不够。对于人体来说,36℃身体已经开始报警,大量排汗,血容量减少,需要补充盐和矿物质等防止电解质紊乱,41℃已经到了严重危及生命的高温,别提在这些环境里待多长时间了。再者,血液内的病毒是不可能用这些物理的方法来消灭的。

(刘 芬)

46.丙肝对人体有什么影响?

答：人体感染丙肝以后，先引起病毒血症，然后侵及肝脏。丙肝病毒及其代谢产物可以直接损伤肝细胞，加快肝细胞的凋亡。与此同时，由HCV引发的自身免疫反应和宿主免疫反应可造成机体的免疫损伤，在这种免疫环境的压力之下，丙肝病毒不断发生变异，易导致慢性化。

感染丙肝病毒后，只有少数患者可以通过自身的免疫系统消除病毒而自愈，多数人会转为慢性。慢性丙肝指感染丙肝病毒半年后PCR HCV RNA仍呈阳性的患者。该病毒长期持续破坏肝脏，引起肝细胞的炎症、坏死，甚至可能发展成肝硬化和肝癌。

（刘　芬）

 ## 47.丙肝在我国的流行情况如何?

答：我国属于丙型肝炎的高发区，流行病学调查显示，我国的丙肝发病率为2.5%～4.65%，我国有3600万～4000万丙肝患者和丙肝病毒携带者，病死率居传染性疾病的第五位，2010年我国报告的丙肝人数约为15万，是2003年的7倍多。北方地区高于南方地区，男、女无显著差异。由于我国国民对丙肝的正确认知率很低，使该病的检出率低下、受重视程度不够，目前它已成为我国严重的公共卫生问题。

（刘　芬）

 ## 48.工作和日常生活能传染丙肝吗?

答：工作和日常的生活接触是不会传染丙肝的，如握手、拥抱、咳嗽、共同进餐、共用办公用品和钱币等；但是有皮肤黏膜破损或有血液、体液暴露的接触则有可能传染，如共用剃须刀、眉刀、牙刷、文眉、文身、穿耳洞，不使用安全套的性交，吸毒共用注射器，非法采血，输血、针刺、血液透析和器官移植等。

（刘　芬）

 ## 49.丙肝患者有什么症状？

答：临床工作中遇到的丙肝患者，要么是在例行体检中发现的，要么是手术前检查时发现的，要么是做胃镜或肠镜等侵入性检查前查血发现的，只有一小部分是身体出现不适或者发现肝硬化、肝癌以后来就诊的。由此可见，绝大多数的丙肝患者是无症状的，容易被忽略，仅有少数患者可能会有全身乏力、食欲缺乏、厌油、恶心、呕吐、肝区隐痛、肝区沉重感、黄疸、关节痛、皮肤病和贫血。因此，应该做好定期体检工作，一旦身体有不适的时候，要尽快到医院就诊，以免耽误病情。

（刘　芬）

 ## 50.诊断丙肝应做哪些检查？

答：如果有丙肝接触史、丙肝家族史、输血史、长期透析史和器官移植史的患者，或者有肝区不适、厌油、恶心、腹胀而怀疑丙肝的患者，可以抽血查抗HCV、PCR HCV RNA和肝功能检查，了解有无丙肝病毒和肝脏的功能情况；同时，还应做肝脏彩超、肝脏CT，了解肝脏的情况，是否有肝硬化和肝癌；对确诊的患者，有条件时可行肝穿活检和丙肝病毒的基因分型，以指导治疗。

（刘　芬）

51. 得了丙肝应该怎么办?

答：确诊丙肝以后，应该引起患者的重视，不要认为目前没有症状，肝功能正常，认为本病发展缓慢，可以先不管，等有症状了再说，因为丙肝虽然很少发展成重型肝炎，但是经过几十年的自然病程，大部分会转为肝硬化甚至肝癌。而有一些患者的思想负担过重，整天郁郁寡欢、唉声叹气，觉得被判了死刑一般，这样也是不对的。应该以客观、科学的心态，到正规医院、专科医院进行系统的、规范的治疗，绝大多数的患者都能取得较好的疗效。目前社会上一些不法分子抓住患者急于求医的心理，打出各种"根治丙肝"、"治疗性疫苗"等虚假广告，广大患者一定要练就"火眼金睛"，不可上当受骗，耽误病情。

（刘　芬）

 52. 哪些丙肝患者需要抗病毒治疗呢?

答：丙肝的治疗目的是为了清除丙肝病毒，改善或减轻肝脏的损伤，阻止或延缓其进展为肝硬化、肝功能衰竭甚至肝癌。一般而言，丙肝患者的 ALT、AST 都不会太高，多在 100U/L 左右，不少患者的肝功能甚至影像学检查全部都是正常的，但丙肝的治疗是以 PCR HCV RNA 为依据的，只要血清 PCR HCV RNA 阳性，就需要抗病毒治疗。如果患者已经进入肝硬化阶段，代偿期的部分患者还是可以使用干扰素的，但是肝硬化失代偿期以后的患者就失去了抗病毒的机会了。

（刘　芬）

 53. 丙肝的治疗方法有哪些?

答：丙肝的治疗方法为干扰素联合利巴韦林。对于基因 1 型的中国患者而言，皮下注射干扰素联合利巴韦林1.0～1.2g/d，治疗4周时，若HCV转阴，则继续治疗至48周，随访24周；若治疗4周时HCV还是阳性，但治疗至12周时HCV转阴，则继续治疗至48周，随访治疗24周；若12周还是阳性，继续治疗至24周；如果24周HCV还是阳性，则需调整治疗方案；如果24周时HCV转阴，则继续治疗至72周，随访24周。基因2型或3型的中国患者，皮下注射干扰素联合利巴韦林1.0～1.2g/d，治疗4周时，若HCV转阴，则继续治疗至24周，随访24周；若治疗4周时HCV还是阳性，但治疗至12周时HCV转阴，则继续治疗至48周，随访治疗24周；若12周还是阳性，则需调整治疗方案。

（刘　芬）

54.干扰素的不良反应是什么？

　　答：干扰素目前已广泛使用于临床，其不良反应也比较多，最常见的是流感样症候群，如发热、乏力、全身酸痛和头痛；一过性的骨髓抑制也比较多，表现为白细胞和中性粒细胞减少，另外干扰素还可以引起精神异常（抑郁、焦虑和躁狂）、肾毒性（肾病综合征和肾炎）、肺毒性（间质性肺炎、胸腔积液和肺结节病）和内分泌疾病（甲状腺功能亢进症、甲状腺功能减退症和糖尿病）等。如果治疗期间出现上述反应，程度轻的可以对症处理，如降温、解热镇痛、使用提高白细胞的药物、调节内分泌等治疗；若情况严重，立即停药。

（刘　芬）

55.利巴韦林有哪些不良反应？

　　答：利巴韦林是核苷类广谱抗病毒药物，能干扰DNA的合成，阻止病毒复制，但不良反应也较多，如嗜睡、乏力、抽搐、心动过缓、荨麻疹、溶血性贫血、再生障碍性贫血（简称再障）、肝肾功能损害，甚至出现弥散性血管内凝血（DIC）。目前的研究表明，干扰素联合利巴韦林以后，病毒学应答率显著提高。利巴韦林是丙肝抗病毒不可或缺的关键用药。

（刘　芬）

 56.肝硬化患者为什么容易并发原发性腹膜炎？

答：肝硬化患者由于脾脏功能亢进，机体免疫功能减退而抵抗力降低，以及门体侧支循环的建立，增加了病原微生物进入人体的机会，故易并发各种感染，如支气管炎、胆道感染、原发性腹膜炎、泌尿系感染和败血症。

原发性腹膜炎是肝硬化患者腹腔内无脏器穿孔的腹膜急性炎症，典型症状为发热、腹痛、腹壁压痛、反跳痛和肌紧张，血白细胞可增高，腹水混浊，呈渗出液，有感染征象，腹水白细胞0.3×10^9/L，中性粒细胞＞0.5。少数病例无腹痛或发热，表现为感染性休克、顽固性腹水或进行性肝功能衰竭，比较凶险。有的甚至被误诊而行手术治疗。对于诊断明确的原发性腹膜炎，可以通过抗生素治疗控制腹腔的炎症。

（刘　芬）

 57.肝硬化患者为什么会面色发暗？

答：肝硬化等慢性肝病患者多会出现面色晦暗，没有光泽，医学上称之为肝病面容。其原因在于慢性肝病时肝功能减退，肾上腺皮质激素合成不足、皮质功能减退和脑垂体功能紊乱，导致黑色素生成增多，继而引起患者脸色晦暗、发黑。

（陈峰松）

58.肝硬化患者为什么容易发生腹泻?

答:肝硬化患者容易腹泻与下列因素有关。

① 肝硬化患者门静脉高压、腹水、肠道循环系统功能异常、肠壁充血水肿,影响食物和水分的吸收,造成腹泻。

② 肝硬化患者肝功能异常,胆汁分泌和排泄不足,影响肠内脂肪的消化吸收。进食油腻食物后,发生脂肪吸收障碍,易造成脂肪性腹泻。

③ 肝硬化患者肠道黏膜屏障功能受损,免疫力低下,易感染各种微生物,导致感染性腹泻。

④ 肝硬化患者存在肠道菌群紊乱,可导致慢性腹泻。

（陈峰松）

59.肝硬化患者为什么容易发生感染?

答:肝硬化患者容易发生感染,与下列因素有关。

① 肝硬化患者脾功能亢进、机体免疫功能减退、抵抗力低下,易合并感染。

② 肝硬化患者门-体静脉侧支循环建立,细菌等病原微生物容易进入人体,易导致感染。

③ 肝硬化患者肠道黏膜屏障功能受损、肠道菌群紊乱、肠内转运时间延长,从而使肠腔内的细菌发生易位,导致感染。

（陈峰松）

60.肝硬化患者日常生活应该注意什么?

答:肝硬化患者日常生活中应注意以下事项。

（1）生活规律、注意休息 肝硬化患者应生活规律、睡眠充足、注意休息,从而促进肝脏功能恢复。肝硬化代偿期患者可从事轻体力劳动，但应注意休息，避免劳累；失代偿期患者或有并发症的患者应卧床休息。

（2）注意饮食、平衡营养　肝硬化患者饮食上应保持营养平衡，避免各种营养成分的缺乏和过量。代偿期患者以高热量、高蛋白、高维生素、适量脂肪和易消化食物为主，严禁饮酒和吸烟。合并腹腔积液的患者应限制钠盐的摄入，提倡低盐或无盐饮食；合并肝性脑病的患者，急性期应限制蛋白的摄入，缓解期限量摄入蛋白，并以优质蛋白摄入为主；食管-胃底静脉曲张患者应忌辛辣粗糙食物，建议给予半流质饮食。

（3）情绪稳定、戒躁戒怒　肝病患者普遍存在较大的心理压力，易躁易怒，易出现情绪变化，从而容易刺激机体使病情加重。故患者应保持情绪稳定，调节心理，减轻负担，积极配合医师的诊断治疗。

（陈峰松）

 61.肝硬化是不是容易转变成为肝癌?

答：相对于健康人，肝硬化患者更易发生原发性肝癌，尤其是乙肝、丙肝、血色病和酒精性肝硬化等。所以肝硬化患者应定期复查B超、肝功能、甲胎蛋白（AFP）、腹部CT等相关检查，以早发现、早诊断、早治疗原发性肝癌。

（陈峰松）

 62.肝腹水一定要抽出来做化验吗?

答：腹水又称为腹腔积液，是肝硬化的重要病理生理改变和体征之一。正常人腹腔内液体少于50ml，其主要功能是润滑作用；在病理状态下，腹腔内的游离液体超过200ml时，称为腹腔积液。如果超过500ml，可叩出移动性浊音。肝硬化的腹水形成的原因有：①门静脉压力升高是腹水形成的主要原因；②由于白蛋白减少导致的血浆胶体渗透压降低；③有效血容量减少，继而引起肾素-血管紧张素-醛固酮系统、交感神经系统和血管升压素（抗利尿激素）的激活；④肾脏血流动力学改变导致的水钠潴留。

当一个肝硬化合并腹腔积液患者就诊时，均要进行腹水检查，包括腹水常规、腹水生化、腹水找病理细胞、腹水中相关肿瘤标志物检查、腹水结核抗体、腹水腺苷脱氨酶、血清-腹水白蛋白梯度和腹水细菌培养等检查。其主要目的在于进一步排除肿瘤、结核、自身免疫性疾病导致的腹腔积液，以及自发性腹膜炎可能，从而做出及时准确的诊断，以便下一步进行针对性治疗。

（陈峰松）

 ### 63.抽腹水会不会越抽越多？

答：腹水也就是腹腔积液，简单地说就是腹腔里出现了比较多的液体。这些液体的来源主要是从血管中渗出或漏出，产生腹水的原因主要有血清白蛋白水平低、腹腔感染、腹腔肿瘤等相关疾病。需要行腹腔穿刺抽液的常见情况有两种：一种是腹水的病因不明，需要采集部分腹水进行检验以协助诊断；另一种是腹水比较多，导致患者明显腹胀，甚至引起呼吸急促等压迫症状，采取腹腔穿刺抽液的方法将部分腹水抽出来，以减轻大量腹水的压迫。在腹水病因不明的情况下，腹穿抽液不但能减轻症状，还可以协助诊断。即使是腹水在抽液后重新产生，也主要是原发病引起的，不是由于腹穿抽液引起的。

在腹水病因明确的前提下，采取针对病因的有效治疗措施，可以控制腹水的产生，腹水不会因为穿刺抽液而越长越多。另外，假如腹水中白蛋白的含量较高，患者有低蛋白血症的情况，输注白蛋白可以减少腹穿抽液后腹水的重新产生。总之，腹水的多不多主要与原发病是否得到有效治疗有关，并不会因为腹腔穿刺抽液而越长越多。

（梁志海）

64. 治疗肝腹水是吃药好，还是打针好？

答：肝腹水是肝硬化腹水的简称，其治疗主要是使用口服药物，打针、输液都不是主要的腹水治疗手段。治疗肝硬化腹水的关键是饮食限钠（2g/d）和口服利尿药。根据目前国外相关治疗指南，利尿药首选为螺内酯（安体舒通），必要时可联合应用呋塞米（速尿），清晨一次口服。目前国内的临床实践表明，氢氯噻嗪（双氢克尿噻）对肝腹水也有较好疗效，且由于其利尿作用较呋塞米温和，对于单用螺内酯疗效不佳的患者，可作为联合用药的选择方案。国外指南推荐，中等量腹水的治疗起始剂量为螺内酯100mg和呋塞米40mg，如利尿效果不佳，这两种药每3～5d同步增加（按照100mg：40mg的比例增加），这种治疗方案对50%的患者有效，而且这个药物比例能够维持血钾正常，通常最大剂量螺内酯为400mg/d，呋塞米为160mg/d。

静脉输液对肝腹水的不利之处在于：①输液可以给体内带入过多的液体，反而有可能影响利尿减少腹水的效果。②对于慢性肝病所引起的腹水，利尿治疗应该是缓慢进行，通过静脉用呋塞米等强效利尿药物的方式进行利尿可能会导致过度利尿，容易引起电解质紊乱（如低钾血症）等不良反应，有肝功能障碍的患者甚至会因为过度利尿而诱发肝性脑病。③由于肝腹水的治疗需要长期进行，与静脉用药相比，口服药的方式更加方便，也便于患者接受长期治疗、坚持用药。

（梁志海）

65.肝硬化上消化道大出血应该如何治疗？

答：肝硬化上消化道大出血最常见的原因是食管-胃底静脉曲张破裂出血，这种大出血的特点是出血量大、速度快、容易引起休克，是肝硬化最常见的并发症和第一位的死亡原因。

肝硬化患者发生上消化道大出血的治疗措施如下。

① 判断出血量、病情的严重程度：如果已经发生休克，首先是积极输液、输血、纠正休克，维持血压稳定。

② 注意做好患者的严密监护，保持呼吸道通畅，避免患者误吸呕吐物而导致窒息。

③ 药物治疗：可以应用垂体后叶素、特利加压素、生长抑素（如思他宁、奥曲肽）、抑酸药物（如奥美拉唑）和抗菌药物等。国内外指南均指出，抗菌药物（如喹诺酮类）可通过减少肝硬化食管静脉曲张破裂的再出血，推荐急性出血期短期应用抗菌药物。

④ 如胃镜检查证实是食管-胃底静脉曲张引起的大出血，在药物止血无效的情况下，对于有条件的应首选内镜治疗，包括曲张静脉套扎、硬化剂注射、组织黏合剂注射等方法。若医疗单位不具备相关条件，患者无法接受内镜治疗，则可应用三腔二囊管压迫止血。

⑤ 介入治疗：如经颈静脉肝内门体分流术（TIPS），主要应用于食管静脉出血无法控制，或药物与内镜联合治疗后再出血的患者。

⑥ 外科手术治疗：在内科综合治疗无效时，可考虑外科手术止血。

⑦ 肝移植：对于终末期肝病患者，进行肝移植是唯一可以彻底治愈肝病的方法。

（梁志海）

66.怎样预防肝硬化患者再次出血？

答：肝硬化患者的消化道出血主要病因是食管-胃底静脉曲张

患者咨询常见问题与解答丛书——消化科

破裂出血，静脉曲张急性出血幸存的患者是再出血和死亡的极高危人群。根据2007年《美国肝硬化胃食管静脉曲张及出血的防治指南》和我国2008年《肝硬化门静脉高压食管胃静脉曲张出血的防治共识》，肝硬化急性静脉曲张出血未经预防治疗者，其1～2年内平均再出血率为60%，死亡率为33%。所以，急性静脉曲张出血幸存者应接受预防再出血的治疗，建议使用非选择性β受体阻滞剂、套扎治疗、硬化治疗或药物与内镜联用，预防治疗的时间在首次静脉曲张出血1周后开始进行。在进行预防治疗时，应根据患者的病情以及医疗机构的技术条件选择治疗措施。

在选择治疗方案时应注意以下几点。

① 药物治疗：非选择性β受体阻滞剂（普萘洛尔，又名心得安）可减少再出血、提高生存率，是预防再出血的首选药物。但普萘洛尔的用量存在较大个体差异，欲达到预防再出血的最佳效果，需使患者的心率较基础值下降20%以上，有人认为8%～27%的患者服药后会出现低血压、眩晕、心律失常等副作用，需要停药。因此，患者最大耐受剂量个体差异大，需要根据治疗经验进行逐步调整。

② 内镜治疗：内镜下曲张静脉套扎（EVL）和内镜下注射硬化剂（EIS）均可有效地根除曲张静脉，两种方法各有优缺点，国外多采用EVL治疗，认为EVL疗效优于EIS。也有临床实践用联合应用EVL和EIS两种方法治疗取得满意效果。以上内镜治疗方法需结合患者实际情况综合考虑后选择。

③ 目前研究数据认为，非选择性β受体阻滞剂联合内镜下曲张静脉套扎（EVL）是预防再出血的最佳选择，疗效优于单纯EVL治疗。美国的防治指南建议，非选择性β受体阻滞剂应调整至最大耐受剂量，EVL每1～2周重复进行，直至血管闭塞。确认血管闭塞后患者应密切内镜复查，术后1～3个月首次复查内镜，以后每6～12个月复查一次内镜，了解有无静脉曲张复发。

④ 药物联合内镜治疗后，仍有复发出血的，且肝功能情况较

好，Child A级或B级患者，应考虑行TIPS治疗。Child A级患者也可以考虑外科手术分流术。

⑤ 有肝移植适应证的患者，应推荐到移植中心进行评估。肝移植是解决肝硬化的最终手段。

另外，有部分肝硬化消化道出血的病因是，门脉高压性胃病、胃和十二指肠溃疡，这两种病因的预防再出血措施主要是应用抑制胃酸的药物（如奥美拉唑、埃索美拉唑）、保护胃黏膜的药物，治疗后也应定期复查胃镜，了解出血病灶愈合情况和静脉曲张情况，必要时口服非选择性β受体阻滞剂预防再出血。

（梁志海）

67. 三腔二囊管有什么作用?

答：三腔二囊管是治疗食管-胃底静脉曲张破裂出血的方法之一。其基本结构是一根胃管带有一个食管气囊及一个胃气囊，充气后利用重物牵拉的作用，分别压迫胃底和食管下段的曲张静脉而止血。它主要用于食管-胃底静脉曲张破裂出血的急救，由于曲张的静脉被充气的气囊所压迫，有时可以起到立竿见影的止血效果。

但是，三腔二囊管压迫的出血复发率高，而且并非对所有患者都有效。可能发生的并发症包括：①压迫时间长容易造成局部黏膜缺血、糜烂、溃疡甚至坏死；②压迫的过程中患者长时间卧床，不能随意翻身活动，容易形成压疮；③留置三腔二囊管后，可导致吸入性肺炎、气道堵塞；④三腔二囊管的牵拉、压迫会导致患者有比较强烈的不适感。由于药物、内镜等有效止血手段的使用，三腔二囊管在临床应用已经逐渐减少。根据我国2008年《肝硬化门静脉高压食管胃静脉曲张出血的防治共识》、2007年《美国肝硬化胃食管静脉曲张及出血的防治指南》等临床指南文献，三腔二囊管目前主要应用于药物措施无法止血，为内镜、TIPS等其他更有确定性的治疗手段争取抢救时间，而且一般应用不超过24h。

限于国情，我国大部分医院不具备对食管-胃底静脉曲张大出血进行内镜止血治疗的条件，虽然三腔二囊管有种种不足之处，我国还有相当部分医院在抢救此此类患者时，首选药物治疗联合三腔三囊管压迫止血，临床实践表明可取得较好的疗效，而且花费低廉。因此，三腔二囊管的作用尚不能完全被其他治疗手段所替代。

（梁志海）

 68. 出现并发症的肝硬化患者在饮食和生活上要注意什么？

答：肝硬化患者一旦出现腹水、出血和肝性脑病等并发症，就意味着疾病即将或已经进入终末期。这种情况下特别需要避免一些引起并发症加重的饮食和生活因素。

① 必须戒酒：长期大量饮酒是肝硬化的病因之一，肝硬化患者饮酒对肝脏损害更加严重。

② 控制食盐的摄入：每天控制在2g以下。

③ 控制蛋白质的摄入：总量不超过1.2g/kg，且以植物蛋白为主，减少动物蛋白的摄入量，这是因为植物蛋白中所含的支链氨基酸较多，对减少肝性脑病的发生有好处。

④ 适当供应碳水化合物和脂肪类食物：以供给患者足够的热量，以免发生营养不良状态，削弱患者的免疫力，容易发生感染。

⑤ 进餐以"少量多餐"为原则：如果血糖代谢异常，可以晚上加餐以避免夜间低血糖发生。有条件者，应该请营养师对患者的饮食进行指导，包括食物的种类、数量以及补充维生素等进行全面指导。

⑥ 生活上注意：以休息为主，可以适当活动，但应避免劳累。

特别要注重避免发生便秘，因为便秘常常会诱发肝性脑病。

　　⑦ 坚持定期复查、坚持服药：肝硬化失代偿期患者往往需要服用利尿、降低门静脉压力、抗病毒等药物，这些药物都应该在医生指导下使用，不可随意停药。

（梁志海）

 ## 69.什么是肝性脑病？

　　答：肝性脑病又叫肝昏迷，是由严重肝病引起的，以代谢紊乱为基础的，中枢神经系统功能失调的综合征。开始有性格改变、智力下降、行为失常，进而嗜睡、言语不清、定向力及书写障碍，继而出现昏睡，但可唤醒，神经体征加重，更严重的进入昏迷状态，不能唤醒。

　　肝性脑病的常见诱因有电解质紊乱、感染、上消化道出血、高蛋白饮食、大量利尿、大量放腹水和肝肾综合征等。

　　治疗上以消除诱因、降低血浆氨、改善肝功能为主，有条件的可行人工肝或肝移植。肝性脑病是肝硬化最严重的并发症，死亡率高。

（刘　芬）

 ## 70.肝性脑病患者能不能使用镇静药物？

　　答：肝性脑病的临床表现多样化，特别是神经精神症状，可以有性格改变、行为异常和嗜睡等，发病时烦躁不安的患者也不在少数。一般认为，由于镇静药物可以诱发或加重肝性脑病的精神症状，特别是加重嗜睡和昏睡等兴奋性降低的表现，故应该慎用。但是，当肝性脑病患者表现出烦躁不安时，患者不但无法配合治疗，甚至有自伤、伤人的可能，适当应用镇静药物是可以的，可以使用的药物以异丙嗪、氯苯那敏等抗组胺药为主，也可使用地西泮镇静，使用这些镇静药物时应注意使用的剂量从小剂量开始，患者的烦躁表现一旦得到改善就应尽快停用，尽量避免因用镇静药物而加重病情。

（梁志海）

 71.没有肝炎和饮酒史的人为什么还会患肝硬化?

答： 从严格意义上说，肝硬化应该是通过病理检查才能最后确定诊断的疾病，病理检查可以发现肝组织弥漫性纤维化、假小叶和再生结节形成的特点。它的病因除了病毒性肝炎、长期大量饮酒以外，还有其他很多原因，如胆汁淤积、循环障碍、工业毒物或药物影响、代谢障碍、营养障碍、免疫紊乱和血吸虫病等，甚至有些肝硬化患者无法明确病因，称为隐源性肝硬化。肝硬化的发生是由于肝细胞广泛坏死以后，再生的肝细胞在肝内无序排列，同时有大量纤维素产生而形成的。也就是说，即使没有肝炎，也没有饮酒史，只要有其他的原因导致肝细胞严重坏死、肝纤维化，就有可能形成肝硬化。

（梁志海）

 72.体检发现甲胎蛋白升高应该如何进一步检查?

答： 甲胎蛋白（AFP）是在胎儿早期由肝脏和卵黄囊合成的一种血清蛋白，出生后AFP的合成很快受到抑制，所以成年人AFP水平一般不超25μg/L。当肝细胞或生殖腺组织发生病变时，原来已经停止合成AFP的细胞又重新开始工作，以至于血清中AFP含量明显升高。AFP升高常见于肝癌、慢性乙肝和妊娠等，特别值得重视的是，AFP是肝细胞癌的一个特异性诊断指标，这是因为肝细胞发生癌变时，肝脏恢复了产生AFP的功能，而且随着病情恶化，它在血清中的含量会急剧增加，可升高数十倍至数万倍。另外，慢性重型肝炎、肝炎后肝硬化和重度慢性乙型肝炎患者也有不同程度的AFP增高，而且随着肝炎病情的好转，肝功能的恢复，AFP也随之下降。其他原因所导致的肝炎却未发现AFP增高，如药物性肝炎、血吸虫性肝硬化和脂肪肝患者的AFP均为正常。因此，体检发现AFP升高需要根据具体情况分析。

成年人如果发现AFP升高，根据AFP水平的高低可以有不同的处理策略：① 如果AFP水平很高，超过400 μg/L，首先应该注意到是否有肝细胞肝癌的可能，因为70%～80%的肝癌患者的AFP>400μg/L，进一步检查包括乙肝两对半、肝功能、肝脏B超、CT或磁共振成像（MRI）检查等，部分患者需要进行肝穿刺活检取肝组织，进行病理检查或者行肝脏血管造影（DSA）才能确定是否患肝癌；如能排除肝癌，再进一步检查睾丸和卵巢等部位，观察有没有发生生殖系统肿瘤。②如AFP 200～400μg/L，应根据乙肝两对半、肝功能、肝脏B超和CT等检查判断是否由慢性乙型肝炎、肝硬化等其他肝脏良性疾病引起的。③如上述检查均未能发现肝脏疾病的证据，女性患者要特别注意是否由于妊娠引起，因此需要进一步了解近期月经的情况，并进行尿妊娠试验和妇科B超检查。④如AFP水平轻度升高（<200μg/L），而且上述肝脏、生殖腺等检查都没有发现恶性肿瘤，也无慢性乙型肝炎、肝硬化等疾病的证据，患者可以每1～2个月定期监测AFP和肝脏B超等相关检查，因为临床工作中也常见到AFP轻度升高而暂时查不到原因的，只能密切地进行观察，以期发现或排除恶性肿瘤。

（梁志海）

 73.甲胎蛋白升高就一定是肝癌吗？

答：甲胎蛋白（AFP）升高并不一定就是肝癌。以AFP升高作为诊断肝癌的标准是AFP > 400μg/L，或者AFP > 200μg/L持续2个月以上，还需要结合B超、CT和MRI等影像学检查才能得到临床诊断。值得注意的是，导致AFP升高的原因除了肝癌以外，还包括活动性肝病（如乙型肝炎、丙型肝炎等）、生殖系统肿瘤、妊娠等病理和生理改变。一般来说，这几种情况所检测到的AFP上升程度都不如肝癌明显，AFP升高一般不超过400μg/L。甚至有些人在进行健康体检会发现AFP轻度升高，而长期密切的观察也没有发现任何肝癌的证据。所以，发现AFP增高时不必过度紧张，应该找专科医生进一步检查。

（梁志海）

 ### 74.CT和MRI可以诊断肝癌吗?

答：CT和MRI可以清楚地显示肝癌的肿块大小、数目、形态、部位、边界和肿瘤的血供等情况，已经成为诊断肝癌的重要手段。但是临床上要确诊肝癌，只有CT和MRI这样的影像学检查并不够，还需要结合患者是否有肝炎病史、血清AFP检测，以及肝穿刺病理活检等手段综合判断。CT和MRI对肝癌的诊断可能出现假阳性与假阴性的结果。假阳性也就是把一些肝脏良性病变诊断成肝癌，假阴性就是真正的肝癌却不能通过CT和MRI诊断出来。假阴性的原因包括：①早期肝癌病灶小，CT和MRI无法识别；②癌肿的影像改变不典型，由于有些肝癌供血异常或发生坏死等原因，在影像检查上没有典型表现，无法得到准确的影像诊断；③CT和MRI检查的仪器分辨率不高、操作者选择仪器的参数不当；④未使用增强造影扫描；⑤检查时受患者呼吸运动的影响。因此，不能盲目地迷信CT和MRI检查的报告，还需要收集更多的资料进行综合判断。

（梁志海）

 ### 75.怎样早期诊断肝癌?

答：早期诊断肝癌目前仍然是一个世界性难题，公认的肝癌早期筛查手段主要是血清AFP和超声检查。为了对肝癌进行早期诊断，如果患者属于危险人群应特别加以关注：中老年男性中HBV DNA载量高者、HCV感染者、HBV和HCV重叠感染者、嗜酒者、合并糖尿病者以及有肝癌家族史者。此危险人群在35～40岁后，每6个月进行血清AFP检测和肝脏超声检查。当出现AFP升高或肝区"占位性病变"时，应立即及时找专科医生，进行增强CT、MRI和肝动脉造影等检查，以争取早期诊断。

（梁志海）

 ## 76.肝脏穿刺活检能明确肝脏病变的性质吗？

答：肝脏穿刺活检是在局部麻醉下，运用特殊的负压吸引穿刺针，在B超或CT的引导下，经皮肤穿刺，得到少量的肝脏组织，在显微镜下观察肝脏组织的细胞形态，以作出诊断。肝脏穿刺活检主要用于各种肝脏疾病的鉴别诊断，如寻找黄疸的原因、肝功能损害的原因、了解肝脏病变的程度和活动性、发现早期肝硬化等。肝穿刺活检的优点在于直接获得病理学的诊断依据，大部分肝脏疾病都能通过活检明确肝脏病变的性质。

由于肝穿刺所获得的肝组织标本量较小，有时也不能明确病变的性质，我们称为假阴性。发生假阴性的原因可能有：①病变位置较深，穿刺针没有达到病变部位；②肝硬化患者由于肝脏质地硬而且不均匀，穿刺针方向容易发生偏离；③肝脏病变比较局限，而且位置较高，靠近上方的膈肌，易受呼吸的影响；④所取得的肝脏标本中，以坏死组织为主，无法通过显微镜进行病理诊断。因此，肝脏穿刺活检是明确肝脏病变的重要手段，但也有可能取得假阴性的结果。

（梁志海）

77.得了肝癌该怎么办?

答：肝癌的治疗目前仍然是世界性难题，肝癌的治疗手段包括外科治疗、介入治疗、消融治疗、放射治疗、生物和分子靶向治疗、化疗和中医药治疗等多种手段，特别是对于无法外科手术切除的肝癌患者提供了更多治疗措施的选择。我国2009年《原发性肝癌规范化诊治专家共识》已经对以上治疗方法进行详细分析，临床医生可在专家共识的指导下根据患者的病情进行个体化的治疗方案选择。对肝癌患者，应首先对患者的病情进行全面评估，包括肝癌的分期、肝功能分级等。其次在制定了合适的治疗方案后要充分与患者进行沟通，以取得患者的充分配合，同时应对患者进行积极的鼓励，因为保持良好的心态对疗效有重要影响，已经有学者指出，消极态度会对自身的免疫系统造成不良影响，反而加重病情。

一般来说，如果肝癌有机会进行外科手术切除，首先要选择手术切除，手术切除的必备条件包括：全身状况良好，无明显心、肺和肾等重要脏器器质性病变；无明显黄疸、腹水或转移；肝功能正常或仅有轻度损害（A级），或肝功能分级属B级，经短期护肝治疗后恢复到A级；肝储备功能基本在正常范围以内；无不可切除的肝外转移性肿瘤。如果医生判断患者可以进行手术切除，根据病情还分为根治性肝切除和姑息性肝切除等不同方式。

另外，对于条件合适的肝癌患者，可以考虑行肝移植术。如已经没有外科手术的机会，还可以考虑采取介入、消融等治疗方法。值得一提的是，近年来研究表明，分子靶向治疗药物索拉非尼（sorafenib）可抑制肝癌细胞增殖，延缓肝癌的发展，明显延长晚期肝癌患者的生存期，已经被国内批准用于不能手术切除和远处转移的肝细胞性肝癌患者，可作为晚期肝细胞性肝癌患者的标准用药。由此可见，对于没有外科手术治疗条件的肝癌患者，新的治疗手段可提供更多的选择，以提高生活质量、延缓疾病的进展、延长生存期。

（梁志海）

 78. 肝癌除了手术外，还有其他的治疗方法吗？

答： 对不能手术或者不愿意选择手术的肝癌患者，可以采取的治疗方法包括介入治疗、消融治疗、放射治疗、分子靶向治疗、中医中药治疗和化疗等方法。

（1）介入治疗　包括肝动脉化疗、肝动脉栓塞和肝动脉化疗栓塞，这些治疗方法都需要在X线下进行肝动脉造影，随后插管至肿瘤供血动脉内给予灌注化疗或栓塞。

（2）消融治疗　是指在影像技术引导下在局部直接杀灭肿瘤的一类治疗手段，目前以射频、微波消融和无水酒精注射最为常用。消融的途径可经皮肤操作，也可在腹腔镜手术或开腹手术中应用。

（3）放射治疗　应用放射线对肝癌进行照射、杀灭癌细胞。

（4）分子靶向治疗　是指免疫治疗、基因治疗、内分泌治疗和干细胞治疗等。这些生物治疗方法尚处于研发和临床试验阶段，已经应用于临床的药物不多，其中值得注意的是索拉非尼，其是一种口服的多靶点、多激酶抑制剂，可发挥双重抑制、多靶点阻断的抗肝细胞癌作用。多项随机、双盲、平行对照的国际多中心III期临床研究表明，索拉非尼能够延缓肝细胞癌的进展，明显延长晚期患者的生存期。2008年版美国国立综合癌症网络（NCCN）指南已经将索拉非尼列为晚期肝细胞癌患者的一线治疗药物；欧洲、美国和我国也已相继批准索拉非尼用于治疗不能手术切除和远处转移的肝细胞癌。至于索拉非尼与其他治疗方法（手术、介入、化疗和放疗等）联合应用能否使患者更多地获益，正在进一步临床研究中。

（5）中医中药治疗　中医中药对肝癌的治疗在于改善症状，增进食欲，减轻放化疗毒副反应等方面，对提高患者的生活质量有一定作用，但尚不能证实中医中药可杀灭肿瘤细胞。

（6）化疗　传统的化疗药物对肝癌不敏感，新的细胞毒性药物可能是已经发生转移的肝癌治疗方法选择之一。

以上这些非手术治疗手段各有优缺点，疗效报道不一，需要专科医生根据患者的具体情况进行选择。

（梁志海）

 ## 79.肝癌如果已经发生转移，可以采取什么方法进行治疗？

答：对于已经发生转移的肝癌患者，疾病的进展无法逆转，治疗的目标应着眼于对症治疗、支持治疗，也就是说通过治疗提高生活质量，这种情况下，一般不选择外科手术进行治疗，肝动脉栓塞化疗和放疗方法也仅能针对局部癌肿起作用，不适用于此类患者。可选择的方法包括中医中药、生物靶向治疗和化疗。

① 在减轻症状方面，中医中药有其独到之处，可以减轻疼痛、改善睡眠、改善食欲。但由于中药种类、方剂较多，而且经常有夸大疗效的广告宣传，导致临床医师对其接受程度不高。

② 近年引人注目的新药是索拉非尼这一类的多靶点抗癌药物，它已经在美国、欧洲和我国都被批准用于晚期肝癌的治疗，临床研究表明，它可以延长肝癌患者的寿命。

③ 传统的化疗对肝癌不敏感，新的化疗药物面世也有可能对晚期肝癌患者有益。

④ 支持治疗方面，主要是通过饮食指导为患者提供适当的营养、足够的能量，在维持日常生活的同时，也应注意避免诱发腹水、肝性脑病的发生。

（梁志海）

80.晚期肝癌患者应该如何提高生活质量?

答：随着人们生活水平的提高，目前对癌症的治疗除了治愈疾病之外，更加追求通过医疗措施提高患者对生活的满意程度，特别是晚期癌症的患者，在面临生命即将终结的考验时，需要尽量地使患者在生理、心理、社会功能三方面的状态均保持良好。目前按照通用的评价生活质量方法，包括食欲、精神、睡眠、疲乏、疼痛、家庭理解与配合、同事的理解与配合、自身对癌症的认识、对治疗的态度、日常生活、治疗的副作用等内容。

观察发现，晚期肝癌患者对疾病的认识程度对其生活质量有非常重要的影响。也就是说，如果患者可以通过加深对肝癌的认识，以正确、积极的态度对待疾病，生活质量就可以得到改善。另外，患者可以与医务人员积极配合，应用镇痛、止吐、改善睡眠、心理辅导和饮食指导等措施，来消除患者的疼痛、呕吐等症状，解除心理压力，提高心理承受能力。同时，患者的家庭成员可以在生活上积极配合，督促患者定期服药，帮助患者建立和谐、轻松的家庭、社会生活环境，也可以明显改善晚期肝癌患者的生活质量。如需要对生活质量进行客观评价，可以采用QOL评分量表进行评分，由医生分析影响生活质量的因素并采取适当的措施干预，以改善生活质量。

（梁志海）

81.哪些情况需要做肝移植?

答：简单地说，肝移植就是通过手术将患者的病肝切除后，将一个健康的肝脏植入到原来肝脏的位置。当各种急性或慢性肝病用其他内外科方法无法治愈，预计在短期内（6～12个月）无法避免死亡者均是肝移植适应证。肝移植是解决终末期肝病的根本治疗手段，也就是说，如果没有其他手术、药物等治疗手段可以解决的肝脏疾病，均可以考虑肝移植。如肝硬化患者肝功能已经进入失代偿期，黄疸、腹水和消化道出血等并发症通过药物治疗、内镜治疗甚至人工肝治疗都无法得到好转，就可以考虑进行肝移植。

目前肝移植可治疗的肝病有60多种，包括肝实质疾病、代谢性疾病、胆汁淤积性疾病和肝脏肿瘤四大类。其中肝实质疾病包括肝炎、肝硬化、肝功能衰竭、先天性肝纤维性疾病、多发性肝囊肿、布-加综合征和严重的肝外伤等；代谢性疾病包括糖原累积综合征、肝豆状核变性、血友病甲和血友病乙等；胆汁淤积性疾病包括原发性胆汁性肝硬化、原发性硬化性胆管炎和肝内胆管闭锁等；肝脏肿瘤包括肝血管瘤、肝癌和肝囊腺瘤等。

在决定进行肝移植手术之后，还要选择移植的时机。如果是急性肝病患者，移植时机无法选择，但是慢性肝病则可以选择时机。一般认为当慢性肝病患者出现以下情况时，应考虑行肝移植：①出现一个或多个与门静脉高压或肝功能衰竭相关的并发症，如反复发生食管-胃底静脉曲张破裂出血、难以控制的腹水、肝性脑病、严重的凝血功能障碍、反复发作的自发性腹膜炎和肝肾综合征等。②严重嗜睡、难于控制的瘙痒、严重代谢性骨病（易发生骨折）、反复发作细菌性胆管炎等导致生活质量严重下降。③实验室检查示血浆白蛋白$\leq 25g/L$；凝血酶原时间（PT）超过正常对照5s以上；血总胆红素$\geq 50 \sim 100mg/L$。

需要注意的是，肝移植并不是"包治百病"的，需要符合一定条件才能进行，而且费用较高，还可能出现严重的并发症，患者不能盲目地接受这个手术。肝移植的禁忌证包括：①肝外存在难以根治的恶性肿瘤；②存在难于控制的感染（包括细菌、真菌和病毒感染）；③难以戒除的酗酒或吸毒者；④患有严重心、肺、脑和肾等重要脏器器质性病变者；⑤艾滋病病毒（HIV）感染者；⑥有难以控制的心理变态或精神病。

（梁志海）

82.肝脏疾病做肝移植就可以根治吗?

答：肝移植并不能彻底根治一切肝脏疾病。一般说来，急性肝损伤、代谢性疾病、酒精性肝病和肝良性肿瘤等疾病通过肝移植能得到根治，但是病毒性肝炎、免疫性肝脏疾病和肝恶性肿瘤等不容易获得根治。以病毒性肝炎为例，由于体内感染的肝炎病毒未得到完全清除，现有的抗病毒药物也只能将病毒控制在检测水平以下，因此，肝移植后随着大量抗排斥药物的使用，可能导致机体免疫力下降，潜伏在体内的肝炎病毒可能导致移植肝的再次感染。有统计数据表明，乙肝相关疾病患者肝移植后乙肝病毒感染的复发率高达70%～80%，近年随着乙肝免疫球蛋白、拉米夫定、阿德福韦酯和恩替卡韦等抗病毒药物的使用，复发率已经有显著降低，但是仍有5%～30%的复发率。肝癌的情况与之类似，由于肝脏血管丰富，很多肝癌患者在进行肝移植手术前已经发生了影像学检查、手术均未能发现的"亚临床转移"，术前化疗、切除癌肿均不能确保癌细胞被绝对清除，因此，肝癌行肝移植后也可能复发。

（梁志海）

83.肝移植可能发生哪些并发症?

答：肝移植的并发症包括早期并发症和中长期并发症两大类。并发症的发生可能与手术技术、供肝活力、排斥反应和感染等因素有关。

（1）早期并发症　①早期移植肝功能不全：也就是手术后移植肝的功能不正常，严重的患者可出现原发性移植物无功能，需要接受再次移植手术。②肝移植术后出血：包括腹腔内出血和消化道出血。③血管并发症：包括肝动脉血栓形成、门静脉血栓形成、移植肝流出道梗阻。④胆道并发症：包括吻合口狭窄、弥散性缺血性肝内胆管狭窄和胆道管铸型（特指在肝内外胆道内形成的坚硬、黑色、胆道树样铸型物质），这是导致手术失败的重要原因之一，甚至有报道称肝移植术后胆道并发症的发生率可高达30%。⑤神经-精神异常：可表现为头痛、焦虑、抑郁，甚至有自杀倾向，可能与抗排斥药物、心理失衡等因素有关。⑥肺部并发症：如肺炎、肺水肿、急性呼吸窘迫综合征（ARDS）等。

（2）中长期并发症　①代谢性疾病：如新发糖尿病、高脂血症、高尿酸血症、代谢性骨病。②心血管并发症：包括高血压、心肌缺血性疾病。③慢性肾功能不全。④新发的恶性肿瘤。

在随访中认真发现和积极处理这些并发症，对提高患者的生存率至关重要。

（梁志海）

 84.肝移植术后应该注意哪些问题？

答：肝移植术后要注意的问题主要与术后排斥反应、感染和术后并发症有关。

①定期随访：术后前半年每月随访1次，这是因为术后患者需要服用大剂量的免疫抑制剂和激素，往往抵抗力低，容易发生感染；而且这段时间也是最容易发生排斥反应的时期。半年以后，可以逐渐延长随访时间。

②按时服药：免疫抑制剂和激素这一类药物是抗排斥反应的必须用药，千万不能漏服药或随意停药。

③避免感染：保持生活规律、避免劳累、少去公共场所、防止发生感冒、注意个人卫生。

④自我监测：监测体温、血压、血糖，自我观察眼睛（巩膜）、尿、粪便的颜色变化，注意尿量变化。

⑤定期复查：包括血常规、尿常规、肝功能、肾功能、血糖和血脂等，还有抗排斥药物的血药浓度。

⑥ 情绪和精神因素：乐观的情绪和积极的态度、康复的信心以及家庭的支持对提高生活质量有重要作用。

（梁志海）

 ## 85.肝移植术后为什么会出现胆管狭窄？

答：肝移植已经成为治疗终末期肝脏疾病的一种重要手段，但是，其胆道并发症常常是导致肝移植失败的重要原因。

胆管狭窄的发生率为4%～17%，多发生在手术后3个月以内。胆道狭窄可分为吻合口狭窄和吻合口狭窄，其中吻合口狭窄占50%左右，非吻合口狭窄包括肝内胆管、肝门部和胆总管狭窄。

吻合口狭窄的主要原因是吻合技术不佳和局部的血液供应不足所致；而非吻合口狭窄则与供体肝的冷缺血时间过长、再灌注损伤、肝动脉血液供应不良所致、巨细胞病毒感染、慢性排斥反应和胆道内胆汁残留有关。

胆道狭窄的治疗有介入治疗和手术治疗，其中，介入治疗成功率较高，占有主导的地位，它具有治疗效果好、创伤小和并发症低等优点。常用的方法有：①经T管或窦道行球囊扩张、经ERCP或PTC行球囊扩张治疗、放置支撑管等；②置入支架管也是一种可供选择的方法，可以通过ERCP途径置入塑料内涵管，也可以通过PTC途径置入金属内支架。手术治疗主要是胆肠吻合和再次肝移植。

（纪光伟）

 ## 86.胆管癌的手术效果怎么样？

答：胆管癌一般是指肝外胆管癌，是原发于左、右肝管汇合到胆总管下端的恶性肿瘤，是一种较少见的疾病。由于该病早期诊断困难，发现的患者多为中晚期患者，近年来，由于诊断技术的进步，其发病率有增多的趋势。

胆管癌的临床表现主要是进行性黄疸，并可伴有腹痛、发热、食欲缺乏、厌油、乏力、体重减轻、皮肤瘙痒、恶心和呕吐等。诊断可以通过B超、CT、MRI和经皮肝穿胆管造影（PTC）检查明确。

由于胆管癌最有效的治疗手段仍为手术切除，但由于胆管癌的特殊部位，一经诊断往往已是晚期，故其手术切除率较低，文献报告能手术切除的胆管癌为5% ～ 50%，平均为20%。

常用的手术方法有以下几种。

① 肝门胆管癌根治性切除术：切除包括肿瘤在内的部分胆总管、胆囊、肝总管、左右肝管以及肝十二指肠韧带内除血管以外的所有组织骨骼化切除，行肝管空肠Roux-en-Y吻合术。

② 肝门胆管癌扩大切除术：在骨骼化切除同时，同时加行左半肝、右半肝、中肝叶或尾状叶切除。

③ 肝门胆管癌部分切除：狭窄肝管内记忆合金内支架置入和肝管空肠Roux-en-Y吻合术。支架可扩开狭窄的胆管，并延缓肿瘤残留或复发所致的胆管阻塞。

④ 姑息性减黄引流术：包括肝管内置管内引流或外流术、左侧肝内胆管空肠吻合术、右侧肝内胆管空肠吻合术、U形管外引流术和记忆合金内支架术。对不适合手术者，亦可行PTCD或ERCP内支架置入引流术。

⑤ 胰十二指肠切除术：为下段胆管癌的手术方法标准的术式。

一般认为，肝门部胆管癌切除后5年生存率不超过40%，下段胆管癌切除的患者存活率要稍高于肝门部胆管癌切除患者。

（纪光伟）

 87.胆管癌患者什么时候要放支架？

答：对于晚期胆管癌不能手术切除、患者身体情况不能耐受手术或患者不愿意接受手术者，可以放置支架。

胆管癌发病隐匿，早期常无明显症状，患者常因为肿瘤堵塞胆管出现黄疸才来就诊，这时病情多为中晚期了，手术切除率低，已经丧失了手术的最佳时间，故对晚期不能手术切除的患者只能手术减黄治疗。

放置胆管支架的方法有经腹腔途径、经ERCP途径和经皮经肝胆管支架置入术（PTBS）三种方法，可以根据患者的情况选择。近年来，由于ERCP为代表的内镜技术发展，对晚期胆胰恶性肿瘤引起的胆管梗阻中得到广泛的应用，其创伤小，且缓解梗阻性黄疸疗效不亚于传统手术，已经成为晚期胆道梗阻的首选减黄方法。

放置胆管支架是一种姑息性的治疗方法，可以消退黄疸，提高患者的生存质量，延长患者的生命。

（纪光伟）

 ## 88.什么是肝吸虫病？

答：肝吸虫病又名华支睾吸虫病，是由华支睾吸虫寄生于人体肝内胆管所致的疾病。常因食入含华支睾吸虫囊蚴的淡水鱼（虾）而致病，是一种人畜共患寄生虫病。当人体感染后，虫体本身的机械性刺激和其分泌物的化学刺激导致机体发生各种病变，如胆管梗阻、胆汁淤积、胆管扩张变形、胆石症，甚至出现胰腺炎等，还可出现局部腺瘤样增生；长期重复感染，还可致肝纤维化甚至肝硬化和胆管细胞癌。

本病在临床上无特异性表现，轻度感染多无症状；普通感染者多为食欲缺乏、腹痛、腹泻、腹胀等消化道症状和头晕、失眠、精神委靡等神经衰弱症状，偶有胆绞痛和梗阻性黄疸表现；严重慢性感染除上述症状外，还可伴有消瘦、水肿、贫血，少数可进展为肝硬化、腹水等。

诊断主要通过粪便及十二指肠液中找到虫卵可以确诊。血常规中嗜酸粒细胞增多，可有贫血。还有免疫和影像学检查可作为辅助手段。

治疗以病原治疗为主，对症和支持治疗为辅。主要的治疗方法是驱除华支睾吸虫，临床首选药物是吡喹酮，治疗剂量为25mg，一天3次，连服2d，重者3d，心功能不良者慎用。另外，还有阿苯达唑和六氯对二甲苯等。同时，还应对症治疗，主要是加强营养、护肝，合并胆道感染时加用抗菌治疗，必要时手术解除胆道梗阻。

（王竞悦）

 89.胆囊结石的原因和后果有哪些?

答：随着人们生活水平的提高，胆囊结石的发病率也在逐渐增高。正常情况下胆囊是不会发生结石的，导致胆囊结石的常见原因有：① 长期进食高蛋白饮食，使胆汁中胆固醇长期处于饱和状态。② 长期不吃早餐，造成胆汁在胆囊内过分浓缩，潴留时间过长。③ 慢性胆囊炎，使胆囊壁增厚，进餐后胆囊排空不完全。④ 某些肠道疾病，如高位肠瘘、短肠综合征、结肠炎等，肝肠循环减少，胆汁酸池缩小，胆固醇处于相对过饱和状态。这些可能导致胆囊结石的形成。

长期的胆囊结石可对胆囊的功能产生不良的影响，形成急慢性胆囊炎、胆囊萎缩，甚至诱发胆囊癌。如果结石进入胆总管可引发急性胆管炎和（或）胰腺炎，甚至危及生命。

（纪光伟）

 90.胆结石是如何形成的?

答：胆结石按照发生的部位可分为胆囊结石和胆总管结石。按照结石的成分可分为胆固醇性结石、胆色素性结石和混合性结石。胆结石的成因十分复杂，是综合性因素所致，其主要和基本因素是胆汁的成分和理化性状发生改变。

胆固醇结石多发生在胆囊。正常人胆汁中有胆固醇、卵磷脂和胆汁酸等三种主要脂类，胆固醇不溶于水，在胆汁中却能以溶解状态存在，这是因为胆汁中胆固醇、胆汁酸和卵磷脂可形成微胶粒而成溶解状态，在这个微粒中间是卵磷脂，胆固醇嵌入中心部分，周边为胆汁酸盐。研究表明，溶解10个分子的胆固醇，需要60～70个分子的胆汁酸盐水和20～30个分子的卵磷脂。当胆汁酸盐与卵磷脂之间的比例为（2～3）:1的时候，胆固醇的溶解度最大，如果这一比例发生变化，就可能导致胆固醇的析出，胆固醇以脱落细胞、黏液物质为核心，沉淀形成胆固醇结石。同时，胆汁中存在着促成核因子和抗成核因子，二者维持平衡状态。胆固醇结石患者的胆囊胆汁中，促成核因子增加，抗成核因子减少，成核因子可分泌大量的黏蛋白和糖蛋白，可促使成核和结石形成。此外，感染、胆囊内胆汁淤滞以及胆汁酸肝肠循环破坏等也有利于结石形成。

胆色素结石可分为胆红素钙结石和黑结石两种，胆红素钙结石多发生在胆总管内，呈黄褐色或褐色，结石的主要成分为胆红素钙和胆固醇，其形成与胆道细菌感染和胆道寄生虫有密切关系。黑结石多发生在胆囊内，呈黑色，形状不规则，其成分主要为胆色素多聚物、磷酸钙和碳酸钙，常发生在溶血性贫血的患者。胆色素钙结石常发生在胆管内，常有胆道寄生虫或细菌感染，呈黄褐色或褐色，层状或年轮状，主要成分为胆红素钙和胆固醇。

胆色素结石的主要变化是总胆红素浓度下降，结合型胆红素含量减少，非结合型和单结合型胆红素增高。无论是胆红素钙结石，还是黑结石，其主要成分都是胆红素的钙盐与其他金属离子结合形成盐和糖蛋白形成的聚合体。

肝脏排泄的胆红素称为结合型胆红素，又名水溶性胆红素，可与胆汁溶为一体。但正常胆汁中存在着一定量的非结合型胆红素，是完全不溶于水的，还有难溶于水的单结合型胆红素，如果总胆红素浓度下降，结合型胆红素浓度下降，则非结合型和单结合型胆红素增多。

当患有胆道感染或胆道蛔虫症时，一些细菌，尤其是大肠杆菌释放 β-葡萄糖醛酸苷酶，此酶的大量释放破坏了葡萄糖二酸-1,4-内酯的平衡关系，可将结合型胆红素水解为非结合型胆红素，非结合型胆红素不溶于水，它与胆汁中的钙结合形成不溶性的胆红素钙颗粒。胆红素钙颗粒以脱落细胞、寄生虫卵等为核心，在胆汁中黏蛋白的帮助下不断沉积形成结石。

营养不良在胆色素结石的形成中也起着重要作用，这是因为长期的营养不良可以使胆汁流量减少，胆汁中糖蛋白分泌增加，胆汁酸分泌减少，胆汁酸池缩小，胆汁中 β-葡萄糖醛酸苷酶活性增高，导致结合型胆红素水解为非结合型胆红素，甲硫氨酸缺乏可导致牛黄胆酸缺乏。

此外，胆道的先天性异常和解剖学变异所导致的胆道动力学障碍也是结石发生的原因之一。

（纪光伟）

 91.胆囊结石的表现有哪些?

答：尽管有部分胆囊结石患者可无任何不适感觉，仅在B超体检时发现，但大多数患者会在不同时期出现程度不等的临床表现。如上腹不适、饱胀或隐痛、嗳气等消化不良症状，常误认为是胃病。如果结石嵌顿于胆囊颈部时，则可出现典型的胆绞痛发作。表现为突然发生的右上腹绞痛，呈阵发性加剧，同时向右肩或胸背部放射，伴有恶心和呕吐。当胆囊有化脓感染时，则可出现发热、黄疸、恶心和食欲减退等全身症状，甚至发生胆囊坏疽和穿孔，这是急性胆囊炎的严重并发症。

（纪光伟）

92. 如何诊断胆囊结石?

答：典型的胆囊结石患者根据病史、体格检查，结合B超检查可以确诊。B超检查是一种无创的检查方法，可以显示胆囊的形态、大小，胆囊壁的厚度，胆囊内结石的大小和数量，可以发现直径0.3cm以上的结石，诊断率可达95%以上。对不典型的患者可以通过CT和MRI等检查来确诊。如果需要了解胆囊的功能情况，可行胆囊造影。

（纪光伟）

93. 急性胆囊炎患者应不应该进行手术治疗?

答：急性胆囊炎分为结石性急性胆囊炎和非结石性急性胆囊炎。结石性胆囊炎最好在无症状期或者在急性炎症控制后择期手术；需急诊手术者，一般应在急性发作72h以内完成，因为此时患者的胆囊炎症一般较轻，局部器官的解剖关系清楚，手术操作的难度相对较小；发病72h后，除病情难以控制者外，一般需待急性期过后再行手术。因为急性胆囊炎发病3d后，胆囊与周围的组织可形成炎性粘连，胆囊三角会出现明显的水肿，局部器官的解剖关系也会变得模糊不清，手术操作相对困难，手术风险增大。如果在保守治疗期间出现黄疸、胆囊明显增大、明显的右上腹压痛、反跳痛和肌紧张等腹膜刺激症状时，就可能需要进行急诊手术。而非结石性急性胆囊炎出现严重并发症的概率较高，多见于高龄患者，一般都建议早期手术治疗。

（罗　钢）

94. 胆囊切除是"开大刀"（开腹手术）好? 还是"打洞"（腹腔镜）好?

答：目前腹腔镜胆囊切除手术是胆囊切除的金标准，因为腹腔镜手术具有很多优点。①手术显露好，创伤小：手术野的暴露比传统手术充分、清晰；手术操作损伤小，手术区域以外的部位不会受到不必要的操作干扰，术后腹腔粘连极少发生。②痛苦小、恢复快：手术创伤远远小于开腹手术，术后早期即可下床活动及进食，患者一般术后7d内可完全恢复健康，并可投入正常的工作和生活中。③住院时间短：一般术后3～4d即可出院。④美容效果好：术后腹壁切口愈合后，瘢痕不明显，没有开腹手术那样长的手术瘢痕。

当然，开腹胆囊切除手术也还是有其存在的必要性：①复杂的胆囊手术；②困难的腹腔镜手术，及时中转开腹能避免发生副损伤；③在一些没有开展腹腔镜手术的地区，开腹胆囊切除手术仍然发挥其作用。

（罗　钢）

 95.胆囊切除术后要注意哪些问题？

答：胆囊切除手术后的患者应注意：①进食易消化的食物。手术后近期内不吃或少吃油腻食品，可适当多吃富含膳食纤维、维生素的食物，如新鲜水果、蔬菜等。养成规律的进食习惯，并做到少量多餐，以适应胆囊切除术后的生理改变。②定期复查，遵医嘱服用一些利胆及助消化药物，并定期到医院复诊，遇有不适应及时就诊。③术后1～2周，可逐步恢复正常的工作和学习，适当参加体育锻炼和轻体力劳动，忌长时间坐卧、活动过少。

（罗　钢）

 96.胆囊切除后经常出现右上腹痛是什么原因？

答：胆囊切除后经常出现右上腹痛的可能原因有：①胆道病变，如胆管结石、胆囊管残留结石；胆道损伤所致的胆道狭窄、胆管炎等；可行B超、CT、MRI和MRCP等检查明确诊断。②十二指肠乳头功能失调，因十二指肠乳头和胆道如同水库泄水闸的作用，在胆囊切除后，十二指肠乳头这个"水闸"没有和胆道这个"水库"协调好，造成胆汁的排泄异常，因此会造成患者的不适。③手术后粘连。④其他疾病导致的右上腹疼痛，如食管裂孔疝、消化性溃疡和慢性胰腺炎等。

（陈伟力）

 ## 97.胆囊结石手术后会复发吗？

答：胆囊切除术是将患者整个胆囊切除掉，结石也就无处复发了。因此，胆囊切除手术后结石是不会复发的。但胆囊结石手术后，肝内外胆管可以再次形成结石，这种可能性是存在的。但很多患者认为这是结石的复发，从严格意义上来说，胆囊切除术后出现原发性胆管结石不能称为复发。

如果是行保胆取石手术，即保留胆囊而只取出结石，就算结石取得非常干净，但因胆囊仍在，形成胆囊结石的病因未能解除，因此，结石是有可能复发的。

（罗　钢）

 ## 98.胆囊结石患者进食油腻食物后出现腹部不适应该怎么办？

答：一般说来，症状明显的胆囊结石患者均需要手术治疗。如果症状较轻而患者又没有手术的意愿，则需控制饮食，症状发作时需少食多餐，宜进食低脂肪饮食，如稀饭、面条等，待症状缓解后仍需忌食油腻食物，如油炸食物、动物脂肪和内脏等，忌烟酒和辛辣食物，并规律饮食。还应在医生的指导下定期复查B超和肝功能等检查。如果症状反复发作，则同样建议手术切除胆囊。

如存在某种手术禁忌证的患者，则必须在医生的指导下进行保守治疗。

（罗　钢）

 99.胆囊结石是不是有手术取石头而不用切胆囊的手术方法？

答：针对胆囊结石，腹腔镜胆囊切除术由于其有效性和微创性已成为了目前治疗的金标准。但近年来，随着人们对于健康的不断追求，医生对于治疗的不断精益求精，保留胆囊的要求被不断提出，也有一部分医院在开展"保胆取石"手术，简单地说就是通过腹壁的小切口将胆囊底部打开，通过胆道镜将结石取尽，这样既保留了胆囊，又解决了结石的问题，似乎是达到了很好的治疗目的，但仍有大量的病例说明还存在一些医学界没有完全解决的问题——如何界定胆囊该不该保留？保留的胆囊是否存在良好的功能？结石会不会复发？相信在不久的将来，随着医疗水平的提高，能解决好上述问题后，我们希望能给有指征的患者保留一个功能良好的胆囊。但现阶段保留胆囊还是应该慎重。

（陈伟力）

 100.为什么胆囊切除后会出现腹泻？

答：胆囊具有贮存、浓缩及释放胆汁的功能，胆汁由肝细胞分泌后经由肝总管进入胆囊存储和浓缩，在进食后，胆囊释放浓缩的胆汁，排入肠道，参加消化。胆囊切除后，胆汁没有经过浓缩而源源不断地进入肠道，进食后，也没有大量的浓缩胆汁帮助消化。有一些相关的研究表明，胆囊切除后，原有胆汁排泄规律变化后，会引起肠道的菌群失调，正常益生菌减少，对肠道的抗感染作用也减弱，因此会形成消化不良甚至腹泻。

一般说来，需要切除的胆囊多为功能缺失或不良的，在胆囊功能丧失的过程中，大部分患者的消化已逐步适应，因此，这部分患者出现腹泻的情况较为少而轻。而部分原本胆囊功能较好的患者往往在胆囊切除术后出现较为明显的消化不良和腹泻症状。

（陈伟力）

101. 胆囊切除后会增加患结肠癌的风险吗？

答：随着人们生活水平的提高，胆囊疾病的发病率也逐渐增高，胆囊切除成为治疗胆囊疾病的有效方法，但20世纪末期的临床和尸体解剖研究发现，胆囊切除6年以后，结肠癌和直肠癌的发生危险开始增加，10～15年以后明显增加，也就是说，胆囊切除后可能诱发结肠癌和直肠癌，尤其是女性的右半结肠癌。但缺乏其相关性的临床证据，其机制也不清楚。为此，2005年，英国学者Shao等评估胆囊切除术后患者的结直肠癌发病危险，结果显示，在接受胆囊切除术的55960例患者中，结直肠癌发病率为119例/10万人年；在未接受胆囊切除术的574668例患者中，结直肠癌发病率为86例/10万人年。对各种已知的和可疑的结直肠癌危险因素进行校正后的结论是，胆囊切除术与结肠癌危险轻度增加相关，但不增加直肠癌发病危险。

尽管胆囊切除后是否会导致结肠癌和直肠癌发病率增高目前尚有争论，但有一点是可以肯定的，就是胆囊切除术后，结肠黏膜与二级胆汁酸及没有消化的脂肪的接触增加，可以导致黏膜损伤，出现细胞的增生，有可能诱发癌症。

胆囊就像一个人体的"仓库"，负责浓缩和贮存胆汁。胆囊切除后改变了胆酸池的组成，胆汁也由周期性分泌改为持续性低水平分泌。胆汁中大量的一级胆酸长期暴露，在细菌的作用下，可以转化成为二级胆酸。它们对肠道细菌有致突变作用，长此下去，这些结肠内的细菌就可能诱发结肠癌，而二级胆酸本身也可造成

患者咨询常见问题与解答丛书——消化科

结肠黏膜的损伤。同时，胆囊切除后可降低人体脂肪的吸收，造成高脂肪环境，而高脂肪环境又可损伤肠道黏膜，也可导致结肠癌的发生。尽管这些影响是缓慢的，但长期的慢性损伤刺激，无疑是诱发结肠癌的"罪魁祸首"。胆囊切除术只增加结肠癌发病危险而不增加直肠癌发病危险的现象与胆汁酸暴露理论是一致的。

当然，我们也不要谈癌色变，对于具体患者说来，这种影响是缓慢的和长期的，不要因为结肠癌发病危险增加而放弃胆囊切除术。我们认为，对于中老年患者行胆囊切除是安全的。另外，一部分严重的急性胆囊炎患者不行胆囊切除手术就可能出现生命危险。同时，对于填满型结石和无功能的胆囊不手术，也会产生类似胆囊切除的效果。因此，我们不能"因噎废食"，不要因为结肠癌发病危险轻度增加，就放弃择期胆囊切除术。对于年轻患者的胆囊疾病，应该严格掌握胆囊切除术的手术适应证，对无症状性胆囊结石可行非手术治疗。

近年来，国内有人开始尝试保胆取石，但对这一手术的争议不断，由于复发等一些问题并没有得到完全解决，其远期疗效还有待观察。

（纪光伟）

 102.胆囊结石合并胆总管结石应该怎么处理？

答：过去，同时有胆囊结石和胆总管结石时一般需要开腹手术治疗，切除胆囊，探查胆总管，取出结石，并留置T管；随着医学科技的进步，现在不少医院都可以应用腹腔镜行胆囊切除和胆总管切开取石，部分患者可以直接缝合胆总管的切口，避免留置T管，缩短了治疗时间；另外，还可以应用腹腔镜和十二指肠镜联合治疗胆囊结石和胆总管结石，即用腹腔镜行胆囊切除术的同时行ERCP取出胆总管结石。

虽然方法是多种的，但临床医生会根据医院的条件，患者的具体情况，如年龄、结石的大小与数量和分布情况，选择一个最适合的方法来进行治疗。

（陈伟力）

 ## 103. 为什么有的胆管结石患者会复发？

答：胆管结石可分为原发性胆管结石和继发性胆管结石。原发性胆管结石是指原发于胆管系统内的结石，多为胆色素结石，一般与胆道感染、胆汁淤滞、胆道寄生虫等因素有关。常并发胆管梗阻及胆管炎，并继发胆管狭窄和（或）扩张，肝脏纤维化和萎缩，甚至引起肝硬化，病情迁延不愈。继发性胆管结石是指胆囊内结石通过扩大的胆囊管进入胆总管而形成的结石，结石的形状和性质多与胆囊内的结石相同，多数呈多面形的胆固醇混合结石。

相对而言，继发性胆管结石经过手术处理后，往往较少复发；而原发性胆管结石，由于其疾病的特殊性，多伴有长期的、反复发作的炎症及狭窄等情况，手术治疗有时难以完全地去除结石形成的因素（胆道感染和胆汁淤滞等），因此会有复发的可能。

（陈伟力）

 ## 104. 什么样的胆结石需要治疗？

答：对于有症状和（或）有并发症的胆囊结石，需要手术治疗。

无症状的胆囊结石一般不需要手术治疗，可以观察和随诊，但有下列情况应考虑手术治疗：①结石直径≥3cm；②合并需要开腹的手术；③伴有胆囊息肉＞1cm；④胆囊壁增厚；⑤胆囊壁钙化或瓷性胆囊；⑥儿童胆囊结石；⑦合并糖尿病；⑧有心、肺功能障碍；⑨边远地区，交通不发达地区，野外作业人员；⑩发现胆囊结石10年以上。

为什么上述无症状的胆囊结石需要手术治疗呢？这是因为：①胆囊内的结石、息肉过大以及长时间的胆囊结石，会导致胆囊癌变的风险增大；②伴有基础疾病以及交通不发达地区的患者一旦胆囊炎急性发作，手术风险更大。

（陈伟力）

 ## 105.ERCP取出胆总管结石后会不会复发？

　　答：胆总管结石包括原发于胆管系统的结石（原发性胆管结石）以及从胆囊排出至胆总管的结石（继发性胆管结石），两者在发病机制和临床过程上均有显著差异，胆石虽然由胆汁中的成分构成，但其中的主要成分与患者的饮食习惯、地理环境、营养条件、胆道本身的病理改变和身体的代谢活动等因素有密切的关系。ERCP只是一个去除结石的手段，而不是去除结石成因的手段，因此，从理论上来讲，ERCP取出胆总管结石后，结石是有复发可能的。

（陈伟力）

 ## 106.ERCP胆总管取石和腹腔镜手术取石相比，哪种治疗手段更好？

　　答：ERCP胆总管取石是运用十二指肠镜技术，将十二指肠乳头切开，取出胆管结石。过去认为对于较大的结石难以取出，而随着碎石钳的出现，现在结石大小已经不构成影响。对于腹腔镜手术而言，只要没有气腹的禁忌证，腹腔没有严重而广泛的粘连，手术适应证与开腹手术相同。这两种治疗都是微创治疗，但有其各自的局限性。①ERCP胆总管取石一般需要进行十二指肠乳头的切开，一定程度上破坏了十二指肠乳头的功能，严格意义上来说是进行了胆肠内引流，因此，可能会出现肠液反流、胆道感染等并发症；②腹腔镜手术取石需要进行胆总管的切开，大多要留置T

管，带管时间一般在半个月以上，治疗周期较长。

对于年纪较轻的患者，一般选择腹腔镜手术取石，以免破坏十二指肠乳头的功能和引起远期并发症。

（陈伟力）

107.肝内胆管结石要不要手术治疗?

答：有明显临床症状的肝胆管结石需要治疗。对于静止型结石是否需要治疗，目前尚无统一意见。但随着病程的演进和病变发展，部分患者会出现症状，且有累及肝管发生恶变的可能，因此，对于静止型结石也多主张积极手术治疗或经皮经肝胆道镜取石治疗。

肝胆管结石的治疗主要靠外科手术，手术方法主要有4种：①胆管切开取石术；②肝部分切除术；③肝门部胆管狭窄修复重建术；④肝移植术。治疗的原则是去除病灶，取尽结石，矫正狭窄，通畅引流，防止复发。针对肝胆管结石病复杂的肝内外胆道及肝脏病变，有多种手术和非手术治疗方法，应根据肝内胆管结石的数量及分布范围、肝管狭窄的部位和程度、肝脏的病理改变、肝脏功能状态及患者的全身状况，制定针对具体病例的个体化治疗方案，并选择合适的手术方法。

（陈伟力）

108.肝内胆管结石为什么要切除部分肝脏?

答：根据各个患者不同的病情，医生会选择不同的手术方式。如果肝内胆管结石分布在一定区域内，且有肝管的狭窄及肝段的萎缩，医生会选择肝叶或肝段的切除来达到治疗的目的。

（陈伟力）

109.患胆管囊肿该怎么办？

答：先天性胆管囊状扩张症又叫胆管囊肿，在日本和中国等亚洲国家多见，西方国家少见。其可以发生在肝内、外胆管的任何部分，并有多种表现形态，男女发病之比为1：（3～4）。其发病病因仍不甚明了，可能的原因为先天性胆胰管合流异常、先天性胆道发育异常。以及遗传因素等。主要症状为腹痛、右上腹包块、黄疸。在疾病晚期可能出现胆汁性肝硬化和门脉高压的表现。本病多在儿童期发病，未经治疗的患者成年后可能会发生癌变。

因此，此病一经明确诊断，应及早手术治疗，手术方式主要是囊肿切除加胆肠吻合术。

（陈伟力）

110.胆囊炎和胆结石会发展成胆囊癌吗？

答：我国胆囊癌的临床特点是，其发病率占同期胆囊疾病手术的1%～2%；女性与男性患者比例为2：1；平均年龄为57岁；60%合并胆囊结石；手术前明确诊断的较少，故多为晚期患者。手术切除的远期效果很不满意。因此，对下列情况应引起注意：①55岁以上的中老年患者；②有较长时间的胆道病史；③腹痛症状由间歇性变为持续性；④胆囊内多发结石、大结石（直径＞2.5cm）、胆囊颈部结石；⑤胆囊呈萎缩、局部增厚、钙化；⑥直径＞1cm的胆囊息肉；⑦胆囊腺肌增生症；⑧胆胰管汇合畸形。

（陈伟力）

111.胆囊癌有什么症状？

答：胆囊癌如同大多数癌症一样，在早期大多没有典型的症状，可能会有一些胆囊结石或胆囊炎的临床表现，如腹胀、腹痛、恶心和呕吐等。当肿瘤发展到一定程度时，可能会出现腹部包块、持续性腹痛、黄疸、消瘦和食欲减退，甚至胆囊穿孔、腹膜炎和肠梗阻等表现。由于胆囊癌症状隐匿，临床上早期发现困难，常常是在手术中或手术后病理检查才明确诊断。

（陈伟力）

112.怎样治疗胆囊癌？

答：胆囊癌首选手术治疗，对于不同分期的胆囊癌手术方式也不同：部分早期胆囊癌只需行胆囊切除术；而分期稍晚的需行胆囊癌根治术或扩大根治术，一般包括胆囊及部分肝脏的切除，或肝、胰、十二指肠切除，以及相应的淋巴结清扫；而对于晚期胆囊癌伴有梗阻症状的，可行相应的手术解除梗阻。

传统的化疗和放疗对于胆囊癌效果都不理想。

随着对胆囊癌变的分子基础研究的不断深入，一些新的分子靶点化疗药物不断推出，靶向治疗或许会成为治疗原发性胆囊癌的新方法。

（陈伟力）

113.什么原因会导致急性胰腺炎？

答：很多疾病都与急性胰腺炎有关，目前急性胰腺炎的最主要病因仍然是胆管疾病和酒精，近年来高脂血症所导致急性胰腺炎的发病率有上升趋势。

（1）胆管疾病　胆管结石和胆囊结石是急性胰腺炎最常见的病因之一。曾有大量研究证实，90%的胆源性胰腺炎患者粪便中可发现胆石。胆囊结石可以通过移行到胆管形成胆管结石，且直径较小的胆管结石比直径大的胆管结石更易引起急性胰腺炎的发作，可能与胆管结石通过Oddi括约肌时导致一过性炎性水肿有关。

还有研究发现，一些被认为没有明确病因的急性胰腺炎患者中，约2/3的患者最后检查出患有"胆管微结石"，由于胆管微结石所致的急性胰腺炎即使在切除胆囊后，仍可能反复发作急性胰腺炎，因此，如果患者在切除胆囊后仍发作急性胰腺炎，应该要考虑胆管微结石的可能。对于胆管结石或胆囊结石患者，应该在急性胰腺炎恢复后，尽早将胆管结石或胆囊结石通过微创手段取出。

（2）酒精　急性酒精中毒是西方国家急性胰腺炎的主要病因，而在我国此病因占次要地位。近年来，由于生活方式的改变和生活水平的提高，由酗酒导致的急性胰腺炎发作患者逐渐增多。

（3）高脂血症　以前认为高脂血症所致的急性胰腺炎十分少见，但近来高脂血症所致急性胰腺炎呈逐年上升趋势。高脂血症性急性胰腺炎可以通过降低甘油三酯来预防急性胰腺炎的发作，因此，通过饮食和药物治疗控制血甘油三酯，可有效地预防急性胰腺炎复发。

（4）药物和毒物　药物性急性胰腺炎是临床上少见的疾病之一，迄今为止已经发现有260多种药物与急性胰腺炎有关，其中硫唑嘌呤和巯基嘌呤是最易导致急性胰腺炎的药物。

（5）特发性胰腺炎　临床上10%～25%患者经过全面检查后仍不能发现病因，称为急性特发性胰腺炎。随着各种影像学和内镜诊断手段的不断进步，将有更多的特发性胰腺炎患者有望明确病因。

（柏　愚）

114.淀粉酶增高就一定是胰腺炎吗？

答：淀粉酶是临床上最常用于诊断急性胰腺炎的指标，血清淀粉酶升高的时间比尿淀粉酶要早，血清淀粉酶常在发病后2～6h开始上升，12～24h达高峰。轻型急性胰腺炎患者在24～56h后即可恢复正常，最迟不超过3～5d。但需要注意的是，许多急腹症，如急性阑尾炎、消化道穿孔和胆囊炎等，都可伴有血清淀粉酶增高。而且急腹症患者的血清淀粉酶检查结果正常也不能完全排除急性胰腺炎。因此，血清淀粉酶高并不一定就是急性胰腺炎引起的。

同时，部分急性胰腺炎患者的淀粉酶却不一定升高，而且急性胰腺炎病情的严重程度与淀粉酶增高程度并不一致，大约有一半的急性胰腺炎患者淀粉酶并不增高，原因可能是：①淀粉酶的半衰期较短，很快从全身血液循环中清除。②胰腺受到广泛破坏，如慢性胰腺炎和曾经发作过重症急性胰腺炎患者，急性胰腺炎发作时的淀粉酶可能不增高。淀粉酶的检测虽然简便易行，但近年来已有很多研究发现，其诊断价值不如血脂肪酶。随着实验诊断技术的进步，检测血清脂肪酶已经逐步得到推广应用。因此，如果条件允许，建议在检查血清淀粉酶的同时也检查血清脂肪酶，这样可以更加准确地诊断急性胰腺炎。

（柏　愚）

 ## 115.急性胰腺炎应如何治疗？

答：急性胰腺炎的治疗一方面是针对患者的病因进行治疗，如对胆源性重症急性胰腺炎患者进行早期内镜下逆行胰胆管造影术（ERCP）干预、纠正高钙血症、停用可能导致急性胰腺炎的药物、降低高脂血症患者的血脂水平等；另一方面则是针对胰腺炎本身进行处理。一般来说，对轻症急性胰腺炎仅需进行支持治疗，包括控制疼痛、静脉输注液体和禁食等处理措施，绝大多数患者不需要再接受其他治疗，即可在1周内恢复饮食；相反，重症急性胰腺炎患者的治疗措施十分复杂，部分患者即使在积极治疗后仍会遗留并发症。目前治疗急性胰腺炎的药物较多，但大多数药物的疗效暂无法肯定，因此，临床实践中，应根据急性胰腺炎的严重程度，采用个体化的治疗方法，绝大多数轻症急性胰腺炎患者采取非手术治疗后即可痊愈。对重症急性胰腺炎应早期诊断、积极治疗，包括给予加强监护、营养支持、合理应用抗生素及防治并发症，减少心、肺、肝和肾等脏器的损害，防止多器官功能衰竭的发生，必要时采用微创治疗或手术治疗。总之，发生急性胰腺炎后，一定要尽快到正规综合性医院就诊。

（柏　愚）

 ## 116.急性胰腺炎患者为什么要插胃管？

答：由于急性胰腺炎时，胰腺的渗出、坏死物对胃肠道造成刺激，急性胰腺炎患者常常出现胃肠运动功能障碍，表现为恶心、呕吐，需要暂时禁食，让胰腺得到充分的休息，因为水和食物可以刺激胰腺分泌而加重病情，因此，需要放置胃肠减压管进行胃肠减压，将胃液抽出，减少其对胰腺的刺激，促进胰腺功能的恢复。有些患者虽然恶心、呕吐不明显，但是腹胀十分严重，还伴有停止排气、排便等麻痹性肠梗阻的表现，这种情况下也需要放置胃管，以吸引出胃肠道内的气体和液体，降低胃肠道内的压力；但不要放置时间过长，一旦腹胀症状明显改善即可拔除胃管；同时也可以通过胃管注入一些促进胃肠道运动的药物，如大黄等，可以刺激肠道运动功能的恢复，减少肠道细菌移位到腹腔引起严重感染的机会。

（柏　愚）

 ## 117.什么样的胰腺炎患者应该使用抗生素？

答：在轻症急性胰腺炎患者中，由于多数患者临床症状较轻，主要器官功能无明显损害，因此，除非合并胆管系统感染如胆囊炎或胆管炎等，绝大多数患者不需使用抗生素预防感染。但对于发生重症急性胰腺炎的患者，是否需要预防性应用抗生素目前仍没有定论，尽管目前的研究报道众多，但是由于观察的患者情况

第二篇　肝胆胰脾疾病

不同，使用的抗生素不同，因此所得到的结论也存在较大分歧，有些研究的结论甚至完全相反。近年来，有学者采取循证医学方法，对所有的研究结果进行严格的评价，结果显示，在重症急性胰腺炎的早期预防性应用抗生素并不能明显降低后期继发感染和减少死亡率，而且还有可能造成细菌耐药、继发真菌感染和增加经济负担等，因此，一般不推荐对所有的重症急性胰腺炎患者预防性应用抗生素。不过对于胰腺坏死面积较大（>30%）或合并有其他系统功能衰竭的患者，可考虑经验性预防性使用抗生素，但时间最好不应超过2周。

（柏　愚）

118. 急性胰腺炎能做ERCP吗?

答：一般情况下，内镜下逆行胰胆管造影术（ERCP）对胰腺有一定的刺激和激惹作用，甚至可能诱发急性胰腺炎，因此，绝大多数急性胰腺炎患者不需要进行ERCP。但是对于合并有重症急性胆管炎（急性化脓性梗阻性胆管炎）的急性胰腺炎患者，急诊ERCP及Oddi括约肌切开术（EST）作为一种非手术疗法，可以安全有效地紧急降低胆管压力、引流和去除胆石梗阻，减少胆管炎和胰腺坏死的发生，大大降低了重症胰腺炎的病死率和并发症发病率，是急性胆源性胰腺炎的重要治疗手段，并取得了较为满意的效果。美国国立卫生研究所（NIH）发布的急性胰腺炎诊治规范和英国胃肠病学会均推荐，对于怀疑有或已经确诊的胆源性胰腺炎应在腹痛发生后尽早进行急诊ERCP和EST。我国公布的《中国急性胰腺炎诊治指南》也推荐在有条件的单位，对于怀疑或已经证实的急性胆源性胰腺炎，如果符合重症指标和（或）有胆管炎、黄疸、胆总管扩张，或最初判断是轻症急性胰腺炎但在治疗中病情恶化者，应行内镜下鼻胆管引流（ENBD）或EST。

（柏　愚）

119.急性胰腺炎治疗后什么时候可以开始进食？

答：要决定何时可以进食，首先应该区分患者的病情是属于轻症，还是重症急性胰腺炎，因为这两种情况恢复饮食的时机差异是比较大的。

轻症急性胰腺炎患者一般只需要短期（3～5d）禁食，而无需肠内或肠外营养。大多数患者经肠道休息和静脉补液2～3d后病情即可明显好转，一般禁食3～5d，最多1周，患者即可逐渐恢复经口进食。

而重症急性胰腺炎患者通常先给予肠外营养，然后尽快恢复肠内营养。在患者腹痛减轻或消失、腹胀减轻或消失、肠道动力恢复或部分恢复时，可以考虑开放饮食，开始可先经口进食适量的流质，如糖盐水、蔬菜汤和含维生素的新鲜果汁等，再到低脂、低蛋白饮食（如粥、麦片、面汤和米糊等），最后过渡到清淡饮食，暂时不要进食油腻和煎炸的食物。

（柏　愚）

120.急性胰腺炎后血淀粉酶不恢复正常是不是就不能进食？

答：在临床上常观察到有一部分患者的临床症状、体征完全消失，但血、尿淀粉酶却持续在较高水平，有些患者血淀粉酶升高的持续时间甚至超过1个月。对这些患者即使较早恢复经口饮食，一般也不会出现急性胰腺炎的复发。因此，对血、尿淀粉酶持续异常的急性胰腺炎患者，应仔细分析患者病情，不应该一概而论地不予进食，临床上并不以血、尿淀粉酶活性完全正常作为开放饮食的必要条件。

（柏　愚）

121. 重症急性胰腺炎是不是死亡率很高?

答：重症急性胰腺炎是一种危重的临床急症，需要多个科室共同处理，但仍有部分患者会出现并发症，有10%～15%的患者可能出现死亡。不过，重症急性胰腺炎的病情也有轻重之分，对于那些重要脏器（心、肺和肾脏）仅仅出现短暂性衰竭（通常指<48h）的患者，其死亡率和普通的轻症急性胰腺炎患者相似；而对于那些重要脏器出现持续性功能衰竭者以及由于胰腺组织坏死继发感染导致发热的患者，死亡率较高；若上述两种情况同时存在则死亡率更高。因此，对于重症急性胰腺炎患者必须每天密切观察生命体征（呼吸、心率、血压和脉搏）的变化，并定期复查血常规、肝功能和肾功能等指标，一旦发现有异常情况应立即处理，这样才能最大限度地降低重症急性胰腺炎的并发症发生率和减少死亡率。

（柏　愚）

122. 胰腺炎患者出院时要注意什么?

答：胰腺炎患者在出院时，医护人员首先应该向患者及其家属介绍本次发病的诱因，对于可以根除的病因应该及时治疗：如由于胆囊结石引起的胰腺炎，应该尽早将胆囊切除；由于胆管结石引起的胰腺炎，应该尽早进行内镜下逆行胰胆管造影术（ERCP），将胆总管内的结石清除；由于酗酒引起的胰腺炎应该严格禁酒；由于高脂血症引起的胰腺炎，应该养成良好的生活方式，必要时进行降血脂治疗。其次，对于遗留有胰腺假性囊肿的患者，出院后应该定期复查胰腺CT或MRI，观察胰腺假性囊肿的变化情况，如果假性囊肿不能自行吸收或增大并出现发热、腹痛等表现，应及时就医。再次，对于年龄较大的急性胰腺炎患者，出院后应该至少复查一次胰腺CT或MRI，因为有少数高龄患者的胰腺炎其病因是由于胰腺或者胆管系统的恶性肿瘤造成的，而在急性胰腺炎的早期，胰腺及胰周的大量渗出可能会掩盖恶性肿瘤，因此，复查胰腺CT或MRI有助于排除恶性肿瘤。最后，呋塞米、吲哚美辛和口服避孕药等容易诱发胰腺炎，应尽量避免服用这些药物，以免引起急性胰腺炎复发。

（柏　愚）

 ## 123.胆源性胰腺炎行胆囊切除术后还会发生胰腺炎吗？

答：急性胆源性胰腺炎患者的病因大多为胆囊内的结石逐渐移行到胆总管内，在结石排出胆管的时候，由于结石通过十二指肠Oddi括约肌时造成的括约肌水肿和炎症，导致胰液流出不畅，甚至出现胰液反流；有时结石可能嵌顿在十二指肠乳头部无法排出，这些都可能会诱发急性胰腺炎；如果不进行胆囊切除术，以后再次发生急性胰腺炎的可能性较大；因此，在急性胰腺炎得到控制后应该尽快（4～8周）行胆囊切除术，以减少急性胆源性胰腺炎复发的可能。不过，有一部分患者，其急性胆源性胰腺炎的原因不是胆囊内的结石移行到胆总管所致，而是胆总管内原发的结石或者是由于肝内胆管内的结石移行到胆总管内造成的。对于这些患者，即使把胆囊切除了，还会有发生胰腺炎的可能。因此，对于这些切除了胆囊还发作胆源性胰腺炎的患者，应该进一步进行磁共振胰胆管成像（MRCP）检查，以排除胆管结石或者肝内胆管结石的可能。

（柏　愚）

 ## 124.急性胰腺炎反复发作是不是会变成慢性胰腺炎或胰腺癌？

答：急性胰腺炎反复发作是否会变成慢性胰腺炎或胰腺癌目

前尚无定论。以前有研究认为，多次发作急性胰腺炎可能会使胰腺逐渐慢性纤维化，特别是那些大量酗酒的患者，可能会形成慢性胰腺炎，随着慢性胰腺炎的逐步加重最终癌变而形成胰腺癌。但最近的很多研究发现，不少这种所谓反复发作的急性胰腺炎导致的慢性胰腺炎或胰腺癌，实际上患者在发作急性胰腺炎的时候就已经患有慢性胰腺炎或胰腺癌，只是在发病的时候由于没有进行针对胰腺的影像学检查，或者胰腺病变的影像学改变不够典型，因此，没有诊断出已患有的慢性胰腺炎或胰腺癌。对于某些慢性胰腺炎患者，其首发的症状就是急性胰腺炎，有时甚至可能是重症胰腺炎。而某些胰腺癌患者，由于胰腺肿瘤堵塞了胰管，导致胰液引流不通畅，也可能导致急性胰腺炎的发作。因此，对于反复发作的急性胰腺炎患者，除了要将患者的胰腺炎症状控制外，更需要仔细寻找胰腺炎的原因，避免漏诊其他更为严重的疾病。

（柏　愚）

125. 慢性胰腺炎是怎么形成的？

答：慢性胰腺炎是由于进展性炎症导致持续性胰腺结构改变和（或）功能损害的胰腺慢性疾病，最终导致胰腺功能不全。但慢性胰腺炎的病因很复杂，其形成的确切机制尚未完全清楚，可能包括如下因素。

（1）酗酒和吸烟　在国外以慢性酒精中毒为主要病因，大约80%的慢性胰腺炎患者有长期酗酒史。据估计每天摄入酒精大于150g，6～12年即可出现慢性胰腺炎的症状，而且发生慢性胰腺炎的危险性与摄入酒精的量及时间明显相关。吸烟也是导致慢性胰腺炎的重要危险因素。

（2）基因突变　如阳离子胰蛋白酶原基因（PRSS1）、囊性纤维化跨膜转导调节因子（CFTR）、Kazal 1型丝氨酸蛋白酶抑制剂（SPINKI）等基因突变也可形成慢性胰腺炎。

（3）胆系疾病　胆管系统疾病是否是慢性胰腺炎主要病因，国内外一直有分歧，我国慢性胰腺炎的病因与西方国家有所不同，我国最常见的病因是胆管系统疾病。胆管系统疾病导致慢性胰腺炎，是由于约60%的胆总管和胰管共同开口于十二指肠乳头，发生胆系感染时胆胰管共同开口处可能发生炎性水肿、痉挛，甚至狭窄、梗阻，胰管与胰腺实质逐渐发生钙化和纤维化而致慢性胰腺炎。因此，胆源性疾病是我国慢性胰腺炎主要病因之一。

（4）自身免疫性胰腺炎　最近几年来发现有一种自身免疫性胰腺炎，这种患者可伴有各种自身免疫性疾病，化验检查可发现一些免疫指标异常，特别是免疫球蛋白IgG_4可明显增高。

（柏　愚）

 ## 126. 慢性胰腺炎有哪些表现？

答：腹痛是慢性胰腺炎最常见也是最重要的症状，几乎所有慢性胰腺炎患者都会出现腹痛症状。慢性胰腺炎的腹痛可能是由于胰腺的慢性炎症、胰管内压力过高或胆总管狭窄和胰腺内神经炎症等因素引起的。一般来说，慢性胰腺炎的腹痛分为两种，一种是间断发作，发作一般持续10d左右，发作间期（从数月到1年不等）无明显腹痛。这类胰腺炎多不伴有并发症，患者的疼痛大多数会自行缓解，很少需要手术治疗；另外一种是长期持续性疼痛或频繁发作的腹痛，这种患者多伴有并发症，如胰腺假性囊肿、胆总管狭窄或者胰管高压。这类患者在进行内镜治疗或外科手术减压后，症状多能得到改善。

随着胰腺外分泌功能的逐渐减退，胰酶分泌量随之下降，到胰酶分泌量下降到基础分泌量的10%以下时，就可能出现营养吸收不良，如酒精性慢性胰腺炎患者常常要在发病后10～20年出现胰腺外分泌不全、脂肪泻和糖尿病等症状。

（柏　愚）

127.如何治疗慢性胰腺炎?

答:慢性胰腺炎的治疗以缓解疼痛、控制糖尿病和脂肪泻为主。其中疼痛是治疗时比较棘手的问题,目前的治疗方法有内科、外科和内镜治疗,均可在一定程度上控制疼痛。

(1)内科治疗 包括戒酒、积极治疗胆管疾病、必要时补充维生素和中短链脂肪酸等。特别是胰酶替代治疗可反馈抑制胰腺外分泌,因此,胰酶治疗可尝试作为药物治疗的起始方案,特别适用于有小胰管疾病的患者或特发性胰腺炎者,尤其是女性,可获得一定效果。

(2)外科治疗 如果患者有以下情况应该考虑手术治疗:①药物治疗和内镜治疗无效的严重腹痛。②内科和微创外科治疗无效的胰腺囊肿、胰腺脓肿和胰瘘。③合并阻塞性黄疸和十二指肠梗阻。④可能合并胰腺癌。⑤胰源性门静脉高压症。外科减压术的前提是主胰管扩张。侧向胰腺-空肠造口术是应用最广的胰管减压术,其疗效十分满意。循证医学研究表明,保留十二指肠或幽门的胰十二指肠切除术可缓解90%患者的疼痛,与切除幽门的术式相比能改善患者的生活质量。然而对于无胰管扩张的患者,切除大部分胰头部组织后将导致相当多的并发症,并有发生糖尿病和胰腺外分泌不足的远期危险,手术的效果并不满意。

(3)内镜治疗 随着内镜治疗技术的不断发展,胰腺疾病的内镜治疗在国内部分内镜中心已开展多年,与外科治疗相比,内镜治疗创伤小,具有较低的并发症发生率,将其作为缓解胰管梗阻引起腹痛的首选方法已被广泛接受。对胰管狭窄可采用胰管括约肌切开术(EPS)、气囊扩张术和胰管支架置入术。外科手术引流曾经是治疗胰腺假性囊肿的唯一手段,近几年来,经超声内镜在胃壁内或十二指肠壁内引流胰腺假性囊肿已成为重要的治疗方法,并取得了较好的疗效。

(柏 愚)

128.对反复发作的慢性胰腺炎是否可以手术治疗?

答：某些慢性胰腺炎患者由于胰管内高压，可诱发胰腺缺血和炎症反应、反复发作急性胰腺炎或者长期持续性腹痛。如果对药物和内镜治疗无效或疗效不明显，则可以考虑手术治疗。

对于明显腹痛、有胰管扩张的慢性胰腺炎患者，最佳的手术治疗方式是胰管减压术（Puestow胰管空肠吻合术）；而对于没有胰管扩张的患者，最佳手术方式是胰十二指肠切除术；对于有胆管梗阻的患者也可进行胆肠吻合术减压；部分胰腺切除[如远端胰腺切除术、胰十二指肠切除术或保留十二指肠的胰头切除/减压术（如Beger或Frey术式）]可保留部分胰腺组织，以维持胰腺的外分泌和内分泌功能，是目前较常使用的手术方案。其他的治疗手段，如内镜下乳头括约肌切开、短期内胰管内支架置入等均可短期缓解症状，但是其远期的疗效如何尚不清楚。总体来说，对手术后能够遵从医嘱服用胰酶制剂、长期戒酒的慢性胰腺炎患者，其手术治疗疗效较好。对于合并胰管梗阻的慢性胰腺炎患者，2007年曾有研究比较了外科手术与内镜微创的治疗效果，研究结果发现外科手术在缓解疼痛方面比内镜治疗更为有效。

（柏　愚）

129.慢性胰腺炎一直要吃胰酶制剂吗?

答：慢性胰腺炎早期的表现主要是腹痛，而进展到晚期时可出现胰腺外分泌不全，导致消化不良和营养吸收不良，因此，慢性胰腺炎的药物治疗主要是针对疼痛和营养吸收不良。目前胰酶制剂是治疗胰腺外分泌不全的最主要的药物，并可起到缓解疼痛的作用。尽管在临床实践中一直都给慢性胰腺炎患者使用胰酶制剂，但实际上，目前并没有很好的临床研究证明所有患者都要用胰酶制剂。2010年的一项临床研究发现，胰酶制剂与安慰剂相比可以增加脂肪的吸收；而不同的胰酶制剂之间对脂肪吸收不良或消化道症状的改善效果并没有太大差异。不过，还不清楚胰酶制剂能否让患者增重或改善腹泻症状。因此，目前的研究证据支持对于已经有胰腺外分泌不全症状（消化不良、营养吸收不良、脂肪泻）的患者，给予胰酶制剂可能会改善其症状。但是对于还没有出现胰腺外分泌不全症状的患者，长期使用胰酶制剂是否可以预防胰腺外分泌不全的出现，尚没有明确答案。

（柏 愚）

 ## 130.慢性胰腺炎放了支架多长时间才能拔除？

答：慢性胰腺炎患者如果有难以取出的胰管结石或者有明显胰管狭窄，可以置入胰管支架，一方面可以通过胰管支架与胰管结石相互摩擦，使部分胰管结石变得较小，以便下一次内镜下取石；另一方面，狭窄的胰管通过置入支架可以使胰液的引流得到改善，减轻患者的疼痛。但是，置入的胰管支架多长时间需要更换，目前尚没有公认的答案。现在常用的方案包括以下几种。

① 每3～6个月定期更换一次支架：这种方案的好处在于定期更换支架，支架不易发生堵塞。但是缺点在于因为更换比较频繁，很多患者的依从性比较差，难以做到坚持治疗。

②1年左右更换一次支架：该方案的优势在于更换支架的周期相对较长，患者容易接受。不过有部分患者不到1年就发生了支架堵塞，导致急性胰腺炎或腹痛发作，需要立即更换。

③ 按需更换：即按照患者的主观需要制定更换支架的方案。如果患者出现了明显的腹痛或发作急性胰腺炎，应立即就诊以评估胰管支架是否已经堵塞。若已发生堵塞则更换支架，若尚未堵塞则可继续观察。该方案以患者为中心，患者容易接受。但是有些患者在没有症状的情况下会忽略了置入的胰管支架，因为胰管支架置入时间过久，可能会对胰管造成不可逆的影响，所以，我

们建议要重视置入的胰管支架，置入后最多1年到1年半左右应该复诊，咨询内镜专家的意见。

（柏　愚）

 131. 慢性胰腺炎的结石太大，内镜取不出来怎么办？

答：伴随有主胰管结石的慢性胰腺炎临床治疗较为棘手，一般情况下会首选在十二指肠镜下进行内镜下逆行胰胆管造影术（ERCP）和取石，但是有些结石直径较大，或者结石位于胰管开口处，都会导致结石难以取出。对于这种情况，可以首先考虑在ERCP下置入胰管支架，因为部分胰管结石通过与支架的相互摩擦可以逐渐变小，方便下次内镜取石。如果由于胰管结石过大或结石将胰管开口处完全堵塞而无法置入胰管支架，则可以考虑体外震波碎石（ESWL），ESWL的创伤相对较小，可以将胰管结石震碎，以方便内镜下取石。而且ESWL通过降低胰管内压力对患者的腹痛症状也可有较为明显的改善。不过，并非全部伴有主胰管结石的慢性胰腺炎患者都可以接受ESWL治疗，如妊娠、凝血功能异常、严重心血管疾病、结石远端胰管器质性梗阻无法接受后续内镜治疗的患者，以及结石位于胰腺实质内无法通过内镜取出者，是不适合行ESWL治疗的。对于采用ESWL联合内镜治疗后仍无法取出结石的患者，外科手术是最终的治疗手段。

（柏　愚）

 132. 胰腺上长东西一定是胰腺癌吗？

答：由于胰腺的解剖位置比较深，因此，大多数胰腺占位性病变，尤其是体积较小的病变，没有任何特异的症状和体征，往往是在进行影像学检查时才发现，根据影像学检查时胰腺占位病变的形态可以分实性、囊性和囊实性占位三大类疾病，其中最为常见的是实性占位。

胰腺实性占位最多见于胰头，大多数与胰腺肿瘤或慢性炎症有关。在胰腺肿瘤中，胰腺导管腺癌最常见，约占95%；而胰岛细胞癌仅占极少部分。对于胰腺占位，最重要的就是要准确鉴别是慢性胰腺炎导致的胰腺炎症，还是胰腺癌导致的癌性占位。目前的检查手段有胰腺CT、MRI、ERCP和超声内镜（EUS）。胰腺CT和MRI是无创性的影像学检查手段，检查结果较为客观，但是其无法获得胰腺的组织学或者细胞学样本，因此，不能得出病理学诊断。而ERCP和EUS作为有创的侵入性检查手段，可以获得胰腺的组织学或细胞学标本，一旦发现癌细胞就基本可以确定胰腺癌的诊断，不过有时由于各种因素，仍有一些胰腺癌患者无法获得确定的病理诊断。

对于那些进行了各种影像学和内镜检查后仍无法明确胰腺占位性质的患者。必要时需考虑外科剖腹探查，一方面可以明确病变性质，另一方面可以切除病变，达到治疗的目的。

（柏　愚）

 ## 133.体检发现CA199增高应该怎么处理？

答：CA199是一种黏蛋白型的碳水化合物蛋白肿瘤标志物，在血清中它以唾液黏蛋白形式存在，分布于正常胎儿的胰腺、胆囊、肝、肠和正常成年人胰腺、胆管上皮等处，是目前对胰腺癌诊断有一定价值的肿瘤标志物。但CA199对胰腺癌的诊断敏感性和特异性都不是很高；而且在慢性胰腺炎、胰腺囊性纤维化、甲状腺相关疾病、非酒精性脂肪肝、胆石症、肝硬化、肾功能不全和糖尿病等情况下，也可能出现CA199低浓度增高或一过性增高。

最近，韩国学者对62976例无任何临床症状的患者抽血化验血清CA199水平，发现有501（0.8%）例患者的CA199升高，对其中353（70.5%）例患者随访6个月以后，有10例（2.8%）患者最终诊断为恶性肿瘤，97例（27.5%）有良性疾病，其余246（69.7%）例患者无明显异常。可见并不是CA 199升高就表示有恶性肿瘤；因此，CA 199并不能作为恶性肿瘤的筛查工具，建议对CA 199低浓度增高或一过性增高的患者应该定期复查，每隔2～3个月复查一次CA 199水平，如果逐渐下降则无需太过担心；不过对于CA 199持续升高的患者，应该进一步完善影像学检查和内镜检查，以明确是否患有消化道恶性肿瘤。

（柏　愚）

 ## 134. 胰腺癌有哪些早期表现？

答：由于胰腺位于腹腔的深部，因此，胰腺癌早期的症状并没有特异性。其主要临床表现如下。

① 不明原因的消瘦：胰腺癌患者常伴随有不明原因的消瘦，有时甚至是唯一的症状。

② 腹痛：胰腺癌患者常有上腹部疼痛，有时可以放射到后背部，尤其以晚上更为明显。

③ 厌食、纳差、恶心和呕吐：这也是胰腺癌的非特异症状，由于很多其他的良性疾病也有恶心、呕吐症状，因此，胰腺癌的诊断常被延误。

④ 皮肤和巩膜黄染：是胰头部肿瘤的常见症状，随着胰腺癌堵塞胆总管、胆汁流出受阻和血清胆红素增加，黄疸将逐渐加深，而大便颜色变浅。

⑤ 不明原因的糖尿病：胰腺癌可影响胰腺分泌胰岛素的功能，导致糖尿病。因此，对于不明原因新出现的糖尿病，一定要高度重视。

胰腺癌早期症状以体重下降最常见，其次为腹痛、厌食、纳差、恶心、呕吐、黄疸和糖尿病等。

总之，对于年龄40岁以上，有较长吸烟史、有高脂肪和高胆固醇饮食习惯者，具有下列情况者，应视为高危人群，需要有针对性的进一步检查：①上腹痛或伴有腰背部放射痛，胃肠道检查无异常；②难以解释的体重减轻；③新发的糖尿病，年龄小于60岁，无肥胖及糖尿病家族史；④难以解释的反复发作急性胰腺炎；⑤阻塞性黄疸等可疑表现者。

（柏　愚）

135.胰腺癌如何治疗？

答：胰腺癌的治疗包括外科手术、化疗、放疗、生物治疗和姑息治疗。有些治疗已经是标准方案，但更多的治疗尚处于临床试验的阶段。目前的标准治疗方案是手术、化疗、放疗及辅助药物治疗。

（1）外科手术　目前采用的手术方式包括Whipple术式（将胰腺头部、胆总管、胆囊、十二指肠和部分胃切除）。手术将保留部分胰腺以维持胰腺基本的内分泌和外分泌功能；全胰切除术（将整个胰腺、胆总管、胆囊、脾脏、部分胃、十二指肠和邻近的淋巴结切除）；远端胰腺切除术（将胰腺体部和尾部及脾脏切除）等手术方案。对于没有发生远处转移的胰腺癌患者，手术治疗为首选。

（2）化疗　即采用药物杀灭癌细胞或阻止癌细胞分裂，从而阻止癌细胞的生长。以前的观点认为胰腺癌对化疗不敏感，但随着新的化学药物推出，胰腺癌化疗的疗效有了可喜的进展。目前单独使用吉西他滨是治疗晚期胰腺癌的标准一线治疗方案。吉西他滨联合其他细胞毒性药物治疗的效果并不令人乐观，大部分联合化疗虽然轻度延长患者的生存期，但也明显增加了药物的不良反应发生率。因此，并不推荐联合化疗来取代标准的单一吉西他滨疗法。

（3）放射治疗　行外放射治疗或者放射性粒子置入。

（4）辅助药物治疗　胰腺癌患者如果出现消化不良症状时，

可能与胰腺外分泌功能受肿瘤组织影响有关，这时可以补充胰酶制剂，以预防营养不良的出现。

（柏　愚）

 ## 136.不能手术切除的晚期胰腺癌应该如何治疗？

答： 对于不能手术的晚期胰腺癌患者，由于无法将肿瘤彻底根除，所以只能采取化疗、放疗、姑息性胆肠吻合手术、内镜或经皮经肝胆管穿刺置管引流（PTCD）减黄以及生物治疗等多种方法联合的综合治疗。

（1）放疗　如果胰腺癌已经转移到其他器官，或因为患者高龄、合并其他疾病而无法接受手术治疗时，应该考虑进行放疗。放疗主要用于不能手术切除胰腺癌患者的姑息治疗，通过使用高能量的X线或其他射线杀灭癌细胞或者减缓其生长，使癌症得到局部控制，并可起一定的止痛作用。放疗一般分两种。第一种是外照射放疗，即在体外以放射线照射癌组织，由于放射线的生物学作用，能最大量地杀伤、破坏癌组织，使其缩小。第二种是内照射放疗，即将可以产生射线的放射性物质封存在针头、粒子、导丝或导管内，采用不同途径尽可能地接近癌症组织，以提高局部放射剂量而减少对全身其他器官的影响。

（2）姑息性外科胆肠吻合术　如果胰腺癌堵塞了胆管导致严重的黄疸和胆管感染，胆肠吻合术是以前最常用的减轻黄疸的引流手段，可引流胆汁、降低黄疸，提高生活质量；但由于大多数患者已经处于癌症晚期，一般情况较差，患者的意愿也多难以耐受外科手术，近年来，内镜下胆管支架置入已经成为姑息性减黄的首选手段。与传统胆肠吻合术相比，经内镜下胆管支架置入减黄的创伤较小，住院时间较短，并发症发生率也较低。

（3）胰腺癌疼痛的治疗　当肿瘤压迫神经或邻近器官时，可出现腹痛，大多数患者的疼痛会逐渐加重。对疼痛的治疗首选药物治疗，如果药物止痛效果不佳时，可以采用腹腔神经丛阻滞术将神经阻滞，从而减少疼痛的感觉。

（4）内镜介入治疗　传统上，胰腺癌的内镜治疗主要指置入支架，以解除胆管梗阻和减黄，近年来，我国学者在内镜联合内放射治疗方面取得一定突破。如超声内镜（EUS）引导下 ^{125}I 粒子植入内照射，EUS 引导下 p53 腺病毒注射，同时行吉西他滨化疗等方法治疗胰腺癌，可以避开血管、胆管和胰管等重要结构，并发症发生率低，适用于一般状况差、无法手术治疗的患者。

（柏　愚）

137.体检发现的胰腺囊肿需要怎么处理?

答：随着腹部影像学检查（B超、CT和MRI等）的普及，有不少毫无症状的患者被检查出有胰腺囊肿，与肝脏囊肿和肾脏囊肿等绝大多数为良性病变不同，胰腺囊肿既有良性病变，也有部分为恶性肿瘤，因此，一旦发现，必须立即进行相关的检查以排除恶性肿瘤。常用的检查手段如下。

（1）腹部B超　这是最简便易行的影像学检查，但是由于B超检查与操作者的经验有很大的关系，因此，B超对胰腺囊性病变的鉴别价值有限。

（2）CT　特别是增强CT，是胰腺囊性病变的首选检查手段，当病变的形态学特征很明显时，有些病变即可得到明确诊断。不过，CT的诊断准确性波动较大（20% ～ 90%），因为只有一半的病变具有典型的CT改变，而剩余病变的CT影像学改变并不典型。即使CT检查技术已经有了很大的进步，对于很小的囊肿内分隔和壁结节还是无法清晰显示。

（3）ERCP　和CT或MRCP相比，ERCP的优势在于可以显示胰管和囊性病变之间有无沟通；而且如果做ERCP时发现十二指肠乳头扩张并有黏液流出，则可以初步诊断为胰腺导管内乳头状黏液瘤（IPMN）。但是由于其有创性和诊断价值的局限性，因此，除非有明显的胰管扩张或高度怀疑IPMN，ERCP并不是所有胰腺囊肿性病变的必需检查项目。

（4）MRI/MRCP　其优点是同时可显示胰腺实质、胰管系统和胰腺病变本身。尽管比ERCP的准确性略差，但MRCP没有创伤，因此，建议有胰腺囊肿的患者都应该进行MRCP/MRI检查。

（5）超声内镜（EUS）　EUS可以详细观察整个胰腺实质和胰管的情况，而且EUS可以更清楚地观察囊肿的内部结构，包括分隔和壁结节等。如果单纯的EUS仍无法满意地鉴别良恶性疾病，则可以进行EUS引导下细针抽吸（FNA），这样可以进行病变的组织学、细胞学或肿瘤标记物检查。

如果上述检查后仍无法排除恶性肿瘤，则应考虑手术探查，既可以明确诊断，也可以同时进行治疗。

（柏　愚）

 ## 138.胰腺分裂症的原因是什么？

答：胰腺分裂症是胰腺最常见的先天畸形，是一种胚胎在发育过程中，胰腺的主胰管和副胰管未能融合所导致的先天性发育不全，从而不能与胆总管汇合后开口于十二指肠内，在这种情况下，大部分胰液通过直径相对较细的副乳头引流，由于副乳头的直径较小，在暴饮暴食等诱因作用下导致胰液大量分泌时，可造成胰管相对性狭窄或梗阻，胰液排出不畅，胰管内压力增高，从而发生腹痛，诱发急性胰腺炎。

（柏　愚）

 ## 139.肝硬化患者的脾大什么时候需要进行手术？

答：失代偿期的肝硬化患者可出现门脉高压的症状，这与脾大有很密切的关系。随着肝硬化的逐渐发展，门静脉的血液在肝内受阻而导致高压，促使血液逆流回肠系膜上静脉与脾静脉，脾静脉大量血液滞留，使脾脏不断充血肿大。随着脾大的逐渐加重，门静脉压力也逐渐升高，就可能出现上消化道大出血。传统观点认为，脾大的治疗以外科手术切除为主，而且脾切除及贲门周围血管离断可以降低门静脉压力，对预防门脉高压再出血有一定的治疗价值。但单纯脾切除后仍有发生再出血的危险，因此，是否需要切脾还有很多争议。首先，肝硬化的病因不同，欧美国家是以酒精性为主，中国是以乙肝为主，是否都应该切脾尚无定论。其次，虽然脾大可导致继发性脾功能亢进，破坏血小板，削弱凝血机制，从而促使食管-胃底静脉曲张破裂，诱发出血，但脾大也可容纳由于门脉高压反流的大量血液，起到分流和缓冲的作用。因此，目前对于脾大是切脾还是保脾，要根据患者的具体情况及就诊医院的外科水平等因素综合考虑。

（柏　愚）

140. 脾切除以后对身体有什么影响？

答：绝大多数患者脾切除术后对身体没有明显影响，但是少数患者可能会出现并发症，其中常见并发症如下。

① 出血：无论是开腹手术，还是腹腔镜脾切除术后，都可能发生腹腔内出血；大多发生在术后12～24h内，常表现为腹腔引流管引流出血性液体。此时应立即行腹部B超和腹腔穿刺抽液化验检查。

② 膈下积液和脓肿：部分患者在脾脏切除后可出现发热，应首先怀疑膈下积液和脓肿，应进行腹部B超或CT检查，治疗上用大剂量抗生素控制感染，加强营养支持，纠正水、电解质紊乱，保持酸碱平衡，但原则上需要进行手术切开引流或穿刺引流。

③ 脾热：在脾切除术后部分患者可出现持续14～21d的不明

原因的发热，在排除腹腔感染、膈下积液和脓肿等感染性并发症后，称之为脾热。其具体的发病机制尚不清楚，一般来说，发热呈自限性，一般不超过39℃，且多可在4周内自行消退，一般无需特殊治疗。

④ 血小板增多：这是脾切除术后比较常见的现象，血小板计数一般升高不超过$500×10^9/L$，当血小板轻度升高时，一般不需特殊处理，但是当血小板明显升高时，需适当给予抗血小板聚集药或抗凝血药预防，以避免发生血管栓塞。

⑤ 胸腔积液：多数情况下，脾切除术后出现的胸腔积液均为反应性积液，短期内可自行吸收，不需穿刺引流。

⑥ 脾切除术后凶险性感染（OPSI）：这是脾切除术后的远期并发症，典型症状是突然起病，骤然高热，恶心呕吐，头痛腹泻，全身无力，很快出现昏迷、休克和DIC，可在发病数小时后死亡。其原因主要是与脾切除后机体免疫力削弱、抗感染能力减低有关，尤其易发生在婴幼儿。其发病率虽低，但死亡率高。

（柏　愚）

 ## 141.脾囊肿怎么治疗？

答：脾囊肿其实并不是真的脾脏肿瘤性病变，脾囊肿是脾脏组织的瘤样囊性病变；临床上根据囊肿的病因分为寄生虫性囊肿和非寄生虫性囊肿。

绝大多数比较小的脾囊肿没有明显的临床症状，很多患者都是在做腹部超声检查时偶然发现的，如果脾囊肿较小，可以不需要处理，只需要定期复查腹部超声检查即可。

但如果当囊肿逐渐增大时，压迫和刺激附近的器官和组织，这时就可能产生器官受压的表现，以左上腹不适或隐痛最为常见，有时也可出现脐周疼痛或放射至肩及腰背部；如果压迫消化道，可出现腹胀、消化不良、便秘等症状。当脾囊肿增大到一定程度时，容易发生破裂，严重时甚至危及生命，因此，对于这种逐渐增大的脾囊肿，原则上应进行外科手术治疗。以前全脾切除术是治疗脾囊肿的唯一方法。近年来对脾脏在机体免疫功能中的重要性有了进一步的了解，因此，除了感染性囊肿或位于脾门区的囊肿之外，一般主张进行部分脾切除或囊肿切除术，该手术方式对儿童及青少年特别有价值。近来随着腹腔镜外科技术的进步，在腹腔镜下进行脾囊肿切除、脾囊肿开窗术等也成为脾囊肿治疗的选择。

（柏　愚）

142.脾脓肿怎么治疗？

答：脾脓肿是临床上少见的疾病。脾脏作为人体的免疫器官，有抵抗局部感染的免疫力，很难发生感染。脾脓肿的临床表现除发热以外，其他症状多不典型，因此，早期诊断不易，极易误诊。当患者诊断为脾脓肿时，不仅要及时处理脾脓肿，更要积极寻找脾脓肿的病因。脾脓肿的常见病因有：①身体其他部位的感染灶经血行播散至脾。②脾脏自身的损伤或梗死，继发感染而导致脾脓肿。③邻近脏器感染直接影响脾脏。④服用免疫抑制剂，或患有自身免疫缺陷病，特别是艾滋病等免疫力低下的患者。

脾脓肿的治疗包括药物治疗、介入治疗和外科治疗。药物治疗主要包括应用强效、敏感的抗生素以及全身的营养支持治疗。一般选择第三代头孢菌素或碳青霉烯类抗生素与甲硝唑联合使用，并根据细菌学培养结果及时调整敏感的抗生素。如果患者一般身体情况较差，或由于合并多种慢性疾病而无法耐受手术，则可以在脓肿距离体表最近之处，在B超或CT引导下进行穿刺引流，但是需要注意的是，如果情况允许，脾脓肿尽可能以外科手术切除为佳，穿刺引流的效果并不确定，一旦引流治疗效果不好，应及时转外科手术治疗，手术原则上应切除脾脏，如果由于脾脏与周围组织或脏器严重粘连而无法切除，也可考虑做脓肿的切开引流。

（柏　愚）

 143.脾破裂应该怎么治疗？

答：脾破裂是腹部闭合伤的首位疾病，最常见的致病原因是外伤所致，是较为常见的一种急腹症。其治疗方法有非手术治疗和手术治疗。

（1）非手术治疗　部分脾破裂后可以自身修复，但整个过程需要耗时 4～5 个月。腹部影像学技术的发展为保脾治疗提供了条件，不过非手术治疗的成功率变化较大，一般认为在 40%～60%。对于部分血流动力学稳定、没有合并腹腔内其他脏器损伤、脾损伤程度较轻、具备中转手术及密切监护条件的患者，可以考虑行非手术治疗。具体措施包括绝对卧床休息、禁食、胃肠减压、输血、补液、止血和使用抗生素等。预防便秘和咳嗽。必要时镇静和止痛。动态监测血红蛋白、血细胞比容、尿量及复查腹部 B 超或 CT，了解腹腔内出血情况。

（2）手术治疗　根据脾脏损伤的程度不同，手术方式也不完全相同。对于裂口长度、深度不大的破裂，可进行脾缝合修补术。对于脾上、下极的大面积挫裂伤，破损程度严重而无法修补，但部分脾血运仍然良好者，可进行脾部分切除术。对于粉碎性脾破裂，脾蒂断裂，合并威胁生命的复合伤、多发伤或开放性损伤而需尽快结束手术者，合并有消化道损伤导致腹腔污染者，病理性脾破裂，保守治疗失败者，大于 60 岁的老年患者，最好进行全脾切除。最近几年也有采用介入技术进行脾动脉栓塞的报道，其优点在于创伤小、麻醉风险小、操作时间短，并发症少，不过栓塞的范围有时难以做到精确控制，因此，需要严格掌握操作适应证。

（柏　愚）

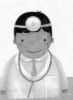

第三篇 胃肠疾病篇

 1.口腔溃疡有哪些特点?

答：口腔溃疡俗称"口疮"，是一种常见的口腔黏膜疾病，可发生于男女老幼，以女性多见。病因尚不清楚，可能与机体的免疫状态下降、精神心理紧张、遗传因素、局部微循环障碍、消化不良、内分泌变化、疲劳、微量元素和维生素缺乏等多种因素有关，很多患者难以明确具体原因。其主要特点是：周期性反复发作，可以自愈，可发生于口腔黏膜的任何部位，以唇、颊和舌缘部多见，溃疡有自限性，约10d可愈合。反复发生或此起彼伏者为复发性口疮，又称阿弗他溃疡，分为轻型、重型和口炎型。其中轻型最多见，占70%，主要表现为疼痛、小溃疡，一般直径为2～4mm，数目1～5个，边缘充血，表面黄白色假膜。

（刘光辉 闫 杰）

 2.哪些因素可以引起口腔溃疡?

答：口腔溃疡的病因至今尚无定论，但它的发生与许多因素有关。①免疫功能降低；②腹胀、腹泻或便秘等消化系统疾病；③内分泌的变化；④精神紧张、情绪不良等因素；⑤缺乏锌、铁、叶酸、维生素B_{12}；⑥遗传等。具体因素可能为：①吸烟、喝酒和吃辣椒等强刺激性食物。②长时间的精神刺激。③长时间的受凉、受热和身体缺少水分。④常吃生冷、干硬和烧烤等食物。⑤与消化系统有关的疾病，如消化不良、胃炎、便秘。⑥也有少部分人与遗传因素有关。⑦内分泌失调，如月经前的口腔溃疡。

（刘光辉　闫　杰）

 ## 3.口腔溃疡会恶变吗？

答：口腔内经久不愈的溃疡，由于经常受到咀嚼、说话的影响，日久溃疡可能会癌变。黏膜与牙齿接触的部位，由于患者不愿拔除残存破损的牙齿，或者义齿制作不合适，锐利边缘不断刺激，刮破了黏膜产生溃疡，如不去除刺激因素，溃疡只会日益加重。这种经久不愈的溃疡是一种癌前病变，极易发生癌变。

复发性溃疡与肿瘤引起的口腔溃疡的鉴别点：前者形状是圆的，反复发作，一般1周左右可愈合。后者则呈现不规则的形状，而且在溃疡的周围和基底都可摸到硬块，早期疼痛不明显，但发展却非常迅速，长时间难以愈合。

（刘光辉　闫　杰）

 ## 4.如何预防口腔溃疡？

答：平常应注意保持口腔清洁，常用淡盐水漱口，戒除烟酒，生活起居有规律，保证充足的睡眠。坚持体育锻炼，饮食清淡，多吃蔬菜、水果，少食辛辣、厚味的刺激性食物，保持大便通畅。妇女经期前后要注意休息，保持心情愉快，避免过度疲劳，饮食要清淡，多吃水果、新鲜蔬菜，多饮水等，以减少口疮的发生。

（刘光辉　闫　杰）

5.口腔溃疡应该如何治疗?

答：口腔溃疡的病因复杂，治疗要根据不同的诱因进行针对性治疗，才能获得较好的疗效。对于偶发的急性口腔溃疡，最主要的就是缓解精神压力和休息。有消化道疾病者需治疗相应的疾病，增加机体的抵抗力，对于溃疡局部，可采用局部涂擦止痛、消炎和促进愈合的药物。治疗可选用：①含漱剂 0.25%金霉素溶液，1：5000氯己定溶液，1：5000高锰酸钾溶液等；②含片，如杜米芬含片和溶菌酶含片；③散剂，如冰硼散、锡类散、青黛散、养阴生肌散、黄连散等药物；④药膜，如其基质中含有抗生素及可的松类药物，用时先将溃疡处擦干，剪下与病变面积大小相近的药膜，贴于溃疡上，有减轻疼痛、保护溃疡面和促进愈合的作用。此外，还可以应用止痛药、局部封闭和激光治疗等方法。

（刘光辉　闫　杰）

6.什么是胃食管反流病?

答：胃食管反流病是胃内容物反流引起胃部不适症状的消化系统疾病。在正常情况下，食管内的压力大于胃内压，而且在食管与胃交界处有一块肌肉——食管括约肌，它能紧紧地扎住胃的"口袋"，使得胃里的内容物很少反流到食管。一旦这块肌肉松弛或胃内压力过大，胃里的东西就会反流。因此，反酸、烧心是其最典型症状，它又是最善于"伪装"的胃病，引起的症状表现多样，有的患者会出现咽喉部不适的症状，也有患者出现胸痛、胸闷和慢性咳嗽等食管外症状，许多患者常常被误诊为呼吸内科、耳鼻喉科或其他科疾病，以致找不到真正的病因，因而延误了疾病诊治。

（刘光辉　闫　杰）

7.胃食管反流病与哪些因素有关？

答：本病在北京、上海两地的患病率为5.77%，其高发率病与人们高脂肪高蛋白饮食、过度饮酒和吃宵夜等多种不良饮食生活习惯有关。

① 饮食过饱：不控制饮食，胃内食物过多，无法消化，而导致腹腔压力高，促使胃液反流。

② 饮酒过量：胃与食管连接处的括约肌有阻止胃内容物反流的作用，但饮酒过量可使括约肌松弛，从而引发胃酸反流。

③ 过于焦虑：当精神处于高度紧张状态时，胃在应激状态下胃酸分泌增加，出现反酸症状。

④ 碳酸饮料：碳酸饮料会产生大量气体，出现打嗝，对胃食管的功能造成影响。

⑤ 睡前夜宵：美味的夜宵无疑加大了胃肠负担，极易造成胃下垂，同时引发胃酸反流。

（刘光辉　闫　杰）

8.诊断胃食管反流病有哪些办法？

答：胃食管反流病的诊断方法有很多，其优缺点各有不同。

① 胃镜检查：不仅可以确定食管有无炎症，还可以对其程度进行评估，同时通过活体组织检查进行病理学诊断。

② 质子泵抑制剂（PPI）：如奥美拉唑、雷贝拉唑等，进行诊断性试验：对于较短时间内有典型的烧心、反酸等胃食管反流病症状患者，应用较大剂量进行经验性治疗，症状显著缓解者可确诊，该方法无创、简便、治疗费用较便宜。

③ 24h pH监测：因为胃内容物反流不可能持续存在，监测24h可以动态观察反流出现的频率、持续时间、pH与症状的关系。

④ 食管测压：通过食管测压来观察食管内的压力，一般可以

监测食管上括约肌、食管体和食管下括约肌的功能，通过测定值来判断食管括约肌的张力和食管的收缩情况。

（刘光辉　闫　杰）

 9. 胃食管反流病会有什么严重的后果？

答：烧心、反酸等可能让人感觉只是小病，但其实如果置之不理，胃食管反流病可能转变成"大病"，主要后果如下。

（1）睡眠障碍　长期的不适症状会使睡眠质量下降，如果出现呕吐、呼吸睡眠障碍等症状时，更会严重影响睡眠，引发睡眠障碍。

（2）反流性食管炎　胃酸长时间刺激食管，使食管黏膜受损，引发食管炎症，还会引起包括溃疡、出血、食管狭窄等在内的严重并发症。

（3）胃癌　这是最坏的结果，若胃食管反流病长期不治疗，发生胃癌的概率将大大增加。

（刘光辉　闫　杰）

 10. 如何治疗胃食管反流病？

答：胃食管反流病的治疗方法如下。

（1）一般治疗　即改变生活方式，如抬高床头 $10 \sim 20cm$，忌食脂肪、巧克力和戒烟戒酒等。

（2）药物治疗　应用质子泵抑制剂，如雷贝拉唑或奥美拉唑等，疗程应达到8周或以上；同时可以联用其他药物，如胃黏膜保护药、胃肠动力药、H_2 受体拮抗剂等。

（3）手术治疗　Belsey、Nissen 和 Hill 胃底折叠术是目前临床上使用最广泛的抗反流手术。

（4）内镜下治疗　主要有内镜下射频治疗、内镜下缝合治疗和内镜下注射治疗。

（刘光辉　闫　杰）

 11. 日常生活中有什么方法预防胃食管反流病？

答：除了积极避免容易引发胃食管反流病的不良习惯之外，还可通过锻炼和调养等措施预防。

① 过度肥胖者会增大腹压而促成反流，所以应避免摄入促进反流的高脂肪食物，减轻体重。

② 少吃多餐，睡前4h内不宜进食，以使夜间胃内容物减到最低程度，必要时将床头抬高10cm，对预防夜间平卧时的反流甚为重要。

③ 避免在生活中长久增加腹压的各种动作和姿势，包括穿紧身衣和束紧腰带，有助于防止反流，因此，应该避免餐后弯腰和负重物等活动。

④ 戒烟、戒酒，少食巧克力和咖啡等，因抽烟减少唾液的生成，也与烧心有关。饮酒、进食巧克力和咖啡等会降低食管下段括约肌张力，延缓胃的排空，使食管清酸能力下降。

⑤ 注重心理健康。劳累、精神过度紧张等因素都与胃食管反流病关系较大，因此，应保持良好的心态。

（刘光辉　闫　杰）

 12. 食管癌与哪些因素相关？

答：目前，食管癌已成为危害人类健康的最大杀手之一，我国是食管癌高发区，因食管癌死亡者仅次于胃癌居第2位。河南省林州市是我国食管癌高发的"重灾区"，研究发现，食管癌与当地居民饮食习惯有着重要联系：食物粗糙，喜欢吃腌菜，喜欢吃很烫的食物，饮用水中的硝酸盐浓度很高。研究还发现，食管癌患

第三篇　胃肠疾病篇

者的体内还缺乏多种维生素及微量元素。提示食管癌的发病与个人生活方式，尤其是饮食习惯有着密切联系，很多食物都是导致食管癌的"高危"食品，如变质、发霉的食物，腌制、熏制的食物，过硬、过热的食物。此外，进食方式不科学也是导致食管癌的重要因素之一，如进食过猛过快、膳食不均衡、偏食、酗酒以及饮食不规律等。

（刘光辉　闫　杰）

 ## 13.食管癌有哪些症状?

答：食管癌的早期仅表现为吞咽时胸骨后烧灼感、针刺感或牵拉样痛，以咽下粗糙、过热或刺激性食物时最为明显，或伴有咽喉部异物感等症状，有的患者会一直以为是慢性咽炎等其他病症，若此时不引起重视，发展下去就会出现食物反流、进食后胸部疼痛，起初为进食粗糙食物有疼痛，到晚期就是饮水也会出现疼痛，有的患者甚至不敢进食，而且感觉进食越来越困难，甚至出现剧烈的疼痛，这已经是食管癌比较晚期的表现。因此，凡年龄在50岁以上（高发区在40岁以上），出现进食后胸骨后停滞感或咽下困难者，应及时到医院就诊，做X线或胃镜等相关检查，以便及时确诊。

（刘光辉　闫　杰）

 ## 14.怎样诊断食管癌?

答：（1）X线钡餐检查　钡剂在癌肿起点停滞，病变段钡流细窄，显示出食管壁僵硬，黏膜变粗而紊乱，并可有溃疡壁内龛影和充盈缺损等改变。

（2）食管黏膜脱落细胞学检查　应用线网气囊双腔管细胞采集器吞入食管内，通过病变段后充气膨胀气囊，然后缓缓将气囊拉出。取网套擦取涂片做细胞学检查，阳性率可达90%以上，常可以发现一些早期病倒，为食管癌大规模普查的重要方法。

（3）碘染　由于食管癌是由不典型增生发展而来的，而它可以被碘染色，因此，使用碘染的方法可以早期发现食管癌和癌前病灶。特别是配合食管超声内镜，有利于准确估计肿瘤病情、了解肿瘤与周围组织器官的关系。

（4）电子胃镜　可直接观察肿瘤的形态并取活检。

（5）食管CT扫描检查　CT可观察到肿瘤是否浸润周围组织，有助于食管癌的分期，对术前确定手术方案具有较高的参考价值。

（刘光辉　闫　杰）

15.如何在饮食上预防食管癌?

答：食管癌的发病与饮食习惯关系密切。首先，应避免以腌制食品为佐餐及食用隔夜的剩菜剩饭，这些食物里含有大量的亚硝酸盐，亚硝酸盐具有很强烈的致癌性。如果长此以往，就可导致病变。实验证明，鱼肝油、干酵母、维生素C和维生素A等具有抑癌作用。其次，尽量不吃熏、烤、烘干的肉类食物，如熏鱼、烤鸭、烧鸡和烤羊肉串等，这些食物由于其脂肪不完全燃烧，含有大量的3,4-苯并芘，它也是一种强烈的致癌物。因此，应尽量少吃煎、炒、烤、炸食物，多吃蒸煮食物。还有食物的物理性刺激，如热、粗、硬、饮酒、吃酸菜和咀嚼槟榔等均与食管癌有关。总之，防病还需靠自己。养成良好的饮食习惯，力争将食管癌消灭于萌芽之中。

（刘光辉　闫　杰）

16.哪些因素可以引起急性胃炎?

答：引起急性胃炎的因素有如下方面：外源性因素包括服用

药物，如非甾体抗炎药（阿司匹林、保泰松、吲哚美辛等）、肾上腺皮质激素、酒精等。内源性因素包括严重感染、创伤、颅内高压、严重灼伤、大手术、休克、过度劳累和紧张等，可导致胃黏膜屏障的破坏，引起胃黏膜糜烂和出血。临床上可出现呕血、黑粪，出血多为间歇性，大量出血可出现休克或晕厥，也可以出现中上腹不适。体格检查有上腹压痛、肠鸣音亢进等表现。

（刘光辉　闫　杰）

 ### 17.如何治疗急性胃炎？

答：（1）一般治疗　首先要去除病因，停用损害胃黏膜的药物和食物等。

（2）保护胃黏膜　可以用抗酸药，对于上消化道出血患者可用H_2受体拮抗剂或质子泵抑制剂。

（3）对症治疗　腹痛患者可用解痉药，如阿托品和溴丙胺太林等。

（4）抗生素　一般不用抗生素，但由细菌引起，特别是伴有腹泻的，可口服或静脉使用抗生素，如小檗碱（黄连素）、诺氟沙星和庆大霉素等。同时，患者需要放松心情，保证休息时间。

（刘光辉　闫　杰）

 ### 18.哪些因素可以引起消化性溃疡？

答：可引起消化性溃疡的因素如下。

（1）幽门螺杆菌感染　该细菌的感染是引起慢性胃窦炎的主要病因，而慢性胃窦炎与消化性溃疡密切相关。

（2）滥用药物　如阿司匹林、吲哚美辛、保泰松和皮质激素类药物（如泼尼松等），均可引发溃疡病。

（3）精神因素　精神紧张可通过神经内分泌系统增加胃酸的

分泌，影响胃肠道黏膜的血液供应，而引起溃疡病。如临床上经常遇到一些年轻人过度劳累、终日处于紧张状态时，可出现消化道溃疡，甚至引起出血。

（4）饮食无规律　暴饮暴食或无规律的饮食，都可影响胃的消化功能，造成消化不良和营养不良，而营养不良可削弱胃黏膜的屏障作用，导致溃疡病的发生，并可影响黏膜的修复。

（5）吸烟及嗜食零食　烟草中含有的尼古丁成分有损伤胃黏膜的作用，长期吸烟还可使胃酸分泌过多。

（6）饮酒　酒精可刺激胃酸分泌，对胃黏膜也有直接的损伤作用。

（7）遗传因素　消化性溃疡病患者家庭中的发病率风险高；单卵双胞胎同时发生溃疡的概率在50%以上；在十二指肠溃疡患者中，O型血较其他血型多见。

（刘光辉　闫　杰）

19.消化性溃疡的主要临床表现有哪些？

答：①慢性过程：呈反复发作，病史可达几年或数十年。②发作呈周期性：发作与缓解期相互交替。缓解期长短不一，短的只有几周或几月，长的可达几年。发作有季节性，多在秋冬和冬春之交发病，可因情绪不良或服非甾体抗炎药诱发。③发作时上腹痛呈节律性。④消化性溃疡所致疼痛是一种内脏痛，具有上腹痛而部位不确定的特点。如果疼痛加剧而部位固定，放射至肩部，不能被抗酸药缓解，常提示有后壁慢性穿孔；突然发生上腹剧痛迅速延及全腹时，应考虑有急性穿孔；有突发眩晕者，提示可能并发出血。

（刘光辉　闫　杰）

20.为什么说胃病也是传染病？

答：胃病是人们对胃部疾病的俗称，它包括消化性溃疡、慢性胃炎和胃癌等疾病。一般认为，溃疡病的发生与胃酸的分泌过多有关，以前，医学界有一句话："没有酸（pH），就没有溃疡"。1979年4月，澳大利亚沃伦在胃黏膜的标本中发现了一条奇怪的蓝线，后来，沃伦和马歇尔又对100例内镜患者进行了研究，马歇尔成功地培育出了一种细菌，后来被命名为幽门螺杆菌。他们发现，这种细菌和慢性胃炎等疾病有着密切的关系。1982年，他们报道了其成果后，全世界掀起了一股研究热潮。现在已经得到普遍证明，超过90%的十二指肠溃疡和超过80%的胃溃疡都是由幽门螺杆菌引起的。

慢性胃炎是一种常见的疾病，在上腹不适的患者中检出率可达80%以上，但过去对其病因却一直不清楚。自从发现了幽门螺杆菌以后，证实了幽门螺杆菌是慢性胃炎的主要病因，发现慢性活动性胃炎患者中，幽门螺杆菌的感染率为95%，幽门螺杆菌阳性的胃炎多为活动性胃炎，杀灭幽门螺杆菌后则变为非活动性胃炎。慢性活动性浅表性胃炎逐渐发展可以转变为慢性萎缩性胃炎，继而加重萎缩性胃炎并发生肠上皮化生及异型增生，成为癌前病变。萎缩性胃炎被认为是胃的癌前疾病。

消化性溃疡也是一种常见疾病，其胃镜的检出率为16.5% ～ 28.9%。抑酸药虽可愈合溃疡，但一年内的复发率高达60% ～ 90%。幽门螺杆菌的研究证实，消化性溃疡与幽门螺杆菌的感染密切相关。胃溃疡的幽门螺杆菌感染率为70%，十二指肠溃疡的幽门螺杆菌感染率高达90%，而根除幽门螺杆菌之后，经过长期随访观察，溃疡的复发率降至10%以下，因而有人提出了"没有Hp（幽门螺杆菌），就无溃疡"的说法。

幽门螺杆菌与胃癌的发生也有十分密切的关系，因此，幽门螺杆菌被认为是胃癌的一个高危致病因素。实验研究显示，幽门螺杆菌可引起细胞过度增殖，使DNA易受损伤；幽门螺杆菌还可引起原癌基因激活、抑癌基因失活、癌基因过度表达及基因突变等。因此，医学专家认为，幽门螺杆菌是胃癌的一个启动因子。

既然幽门螺杆菌的危害这么大，那么如何预防幽门螺杆菌感染呢？一般认为，幽门螺杆菌仅存在于人体的消化道，人是唯一的传染源。幽门螺杆菌多系口—口传染，从这个角度看，胃病的确是一种传染病。

（纪光伟）

 21. 哪些方法可以诊断消化性溃疡？

答：在诊断时病史较重要，典型的周期性和节律性上腹疼痛是诊断消化性溃疡的主要线索。有溃疡症状者不一定有消化性溃疡，而相当部分消化性溃疡患者的上腹疼痛常不典型，更有一部分患者可无疼痛症状。因此，单纯依靠病史难以作出可靠的诊断。确诊需要依靠X线钡餐检查和（或）纤维胃镜检查，后者的诊断价值更高。

气钡双重对比造影能更好地显示胃黏膜像。溃疡的X线征象有直接和间接两种。龛影是直接征象，对溃疡有确诊价值。良性溃疡凸出于胃、十二指肠钡剂轮廓之外，在其周围常见一光滑环堤，其外为辐射状黏膜皱襞间接征象，包括局部压痛、胃大弯侧痉挛切迹、十二指肠球部激惹和球部畸形等，间接征象仅提示可能有溃疡。胃镜及活检病理检查是诊断的"金标准"，不仅可对胃十二指肠黏膜直接观察、摄影，还可在直视下取活检病理检查和Hp检测，它对消化性溃疡的诊断和良恶性溃疡鉴别诊断的准确性高于X线钡餐检查。

（刘光辉　闫　杰）

 22. 消化性溃疡的药物治疗方法有哪些？

答：药物治疗主要有以下几点。

（1）减少损害因素的药物　①应用抗酸药：能降低胃、十二指肠内的酸度，缓解疼痛，促进溃疡愈合。②抗胆碱能药物：能阻断迷走神经而减少胃酸的分泌，可解除血管痉挛而改善黏膜的血运，能松弛平滑肌以延缓胃排空，有利于延长抗酸药和食物中和胃酸的作用。③H_2受体拮抗剂：能阻断组胺与壁细胞膜上H_2受体的结合而抑制胃酸的分泌，如雷尼替丁等。④质子泵抑制剂：能强烈抑制阳离子泵的活力，阻断氢离子被排泌至壁细胞体外，如奥美拉唑等。

（2）加强保护胃肠黏膜的药物　与溃疡面的蛋白质相结合形成一保护膜覆盖在溃疡面，促进溃疡愈合。

（3）抗菌治疗　由于幽门螺杆菌与消化性溃疡的发病有关，所以，检测有幽门螺杆菌感染并且有一定病理改变的患者，推荐使用三联疗法，进行幽门螺杆菌根治。三联疗法的常规用药为：一种质子泵抑制剂，如雷贝拉唑钠肠溶片20mg，一天2次，阿莫西林1g，每天2次，克拉霉素0.5g，一天2次，1周为一个疗程，对于顽固的幽门螺杆菌感染，可以使用两个疗程。

（刘光辉　闫　杰）

23.什么是溃疡性结肠炎？

答：溃疡性结肠炎是一种病因未明的直肠和结肠非特异性炎性病变，病变限于直结肠黏膜与黏膜下层。临床表现为腹泻、黏液脓血便和腹痛。该病可发生在任何年龄，多见于20～40岁，亦可见于儿童或老年人，男、女发病率无明显差别。病原微生物乃至食物抗原可能是本病的非特异性促发因素。遗传因素、免疫因素、环境因素和精神因素对本病的发生都有一定的影响。

溃疡性结肠炎的病变部位位于直结肠，呈连续性非节段性分布，多数在直肠和乙状结肠，也可扩展至全结肠。病程呈慢性经过，多为发作期与缓解期交替，少数持续并逐渐加重。起病多数缓慢，少数急性起病，病情轻重不一，易反复发作。发病的诱因有饮食失调、劳累、精神刺激和感染等。主要消化道症状为血性腹泻、腹痛、里急后重、腹胀、恶心和食欲缺乏等。全身症状为轻度贫血，急性期可有发热。重症患者有全身中毒症状，因营养物质从肠道丢失而导致衰竭、消瘦、贫血、水与电解质失衡、低蛋白血症和营养障碍等。部分溃疡性结肠炎患者病程较长，或病情严重，可出现中毒性巨结肠、结肠癌、结肠大出血、肠穿孔和肠梗阻等并发症。

该病的治疗原则为：控制急性发作，维持缓解状态，减少复发，防治并发症。常用的药物包括对氨基水杨酸制剂、糖皮质激素和免疫抑制剂。部分病情较重的患者需要手术治疗。

（郑　堃）

 ## 24.如何防止消化性溃疡复发？

答：消化性溃疡的复发与多种因素有关，可以是一种或多种因素作用于溃疡所致，应针对每一例患者寻找出其复发的主要致病因素，进行个体化治疗，从真正意义上阻止溃疡复发。①保持良好的生活方式：尤其对于男性，应生活有规律，注意劳逸结合；戒烟酒；溃疡病急性活动期宜少食多餐，症状控制后，应养成定时进食的习惯；避免吃刺激性食物。②心理行为干预：随着社会的进步和医学的发展，医学模式已由"生物-医学模式"转化为"生物-心理-社会医学模式"，应引导患者正确对待躯体症状，为其提供各种形式的支持，改善患者的心理卫生状况，对改善患者的预后具有积极的作用，必要时可加用抗抑郁或抗焦虑药物，消除患者的焦虑、抑郁情绪，以促进溃疡的愈合，预防溃疡的复发。③提高溃疡的愈合质量：一般认为，单纯性无并发症的消化性溃疡，无前述危险因子存在，只要疗程足够，内镜证实溃疡愈合即可停药。对存在危险因子或近期发生出血等并发症者，要考虑给予药物维持治疗。可采用的药物维持治疗有以下几种方案：①按需治疗，即症状自我控制疗法，溃疡愈合后停药，让患者备有一定量的药物，一旦出现上消化道症状时自行服药，症状消失后停药。②间歇疗法，因消化性溃疡发作有季节性，应在好发季节（春秋季节）进行治疗；溃疡愈合后给予半量药物长期维持，且随着维持时间的延长，复发率逐年减少，此法的主要问题是患者的依从性较差。

（刘光辉　闫　杰）

25.如何早期发现胃癌？

答：胃癌是人体内最常见的消化系统恶性肿瘤。近年来发病率不断上升，而且有年轻化的趋势。因此，胃癌的早期发现势在必行。70%胃癌患者早期无临床表现，也没有体征。到中晚期会出现腹痛、腹胀、贫血、恶心和呕吐甚至呕血、黑粪和腹部包块等表现。此时再治疗，效果往往较差，而且生活质量也不高。因此，我们建议对出现下列表现之一者，应及时就诊，明确病因，及时治疗：①40岁以上开始出现中上腹不适或疼痛，无明显节律性，并伴有明显食欲缺乏和消瘦者；②胃溃疡患者经严格的内科治疗无好转者；③慢性萎缩性胃炎伴有肠化和轻度不典型增生；④胃息肉直径>2cm；⑤中年以上患者出现不明原因的贫血、消瘦和粪便潜血持续阳性者。

（刘光辉　闫　杰）

26.胃癌有哪些治疗方法？

答：胃癌的治疗方法有很多，常见的有手术治疗、放疗和化疗等几种，需根据患者的病情进行选择。

（1）外科手术　是早期胃癌的主要治疗方法。被广泛认可的胃癌手术治疗原则是有足够的切缘（国内推荐距肿瘤≥5cm）的完整切除（包括区域淋巴结清扫）。

（2）放疗 在胃癌中已逐渐得到了应用，最近的一些研究显示，可切除胃癌患者联合使用放疗可显著改善5年生存率。放疗联合化疗对局部无法切除的胃癌的姑息性治疗有效，而单独放疗疗效甚微。

（3）新辅助化疗 即在肿瘤明确诊断后给予化疗，即术前化疗。具有如下优点：消灭微小转移灶；防止耐药细胞株的形成；使肿瘤缩小便于手术；化疗后临床和病理上的反应情况可用于判断预后；为进一步选择合适的治疗方法提供依据。

（4）靶向治疗 目前针对胃癌治疗的分子靶点主要集中在表皮生长因子受体（EGFR）、血管内皮生长因子受体（VEGFR）和人表皮生长因子受体-2（HER-2）上。尽管胃癌的治疗较为困难，但目前医学界已在该领域积累了较多的经验，对于不同病程、病情的患者均有不同的治疗方法。

（刘光辉　闫　杰）

 27.如何预防胃癌的发生？

答：胃癌的病因目前还不十分清楚，但许多资料证实，胃癌的发生与饮食习惯和生活方式关系密切，我们可以从以下几方面进行预防。

（1）注意饮食卫生 多食新鲜的食物，避免食用粗糙、坚硬、过烫和辛辣食物；避免高盐饮食；不食用霉变食物；多食用富含维生素的新鲜蔬菜、水果，特别是黄绿色蔬菜能明显降低胃癌的危险性；戒烟戒酒。

（2）食物中的天然防癌物质 ①大蒜、大葱、韭菜、卷心菜、甘蓝、西蓝花、菜花和芥菜等。②茶叶（特别是绿茶）、柑橘类水果、洋葱和苹果等含有大量的抗氧化物质，有抑制肿瘤发生的作用。只要改变不良的饮食习惯，同时防治癌前病变，如果发生病变就可及早发现、及早诊断、及早治疗。

　　胃癌的发生是外界环境因素和内在遗传因素共同作用的结果，其发生与生活方式、饮食等有关，因此，预防胃癌的发生要克服不良的饮食习惯，形成科学、合理的饮食结构。具体来说，主要有以下几方面：多吃新鲜的蔬菜和水果；限制酒精等刺激性食物的摄入；限制高盐饮食和盐渍食品的摄入；供给足够的维生素和矿物质；戒烟；养成合理的饮食习惯等饮食干预措施。精神心理因素也是胃癌发生的重要危险因素，保持良好的心态和稳定的情绪，心理健康非常重要，多与人交往，坦然地面对挫折和矛盾，保持乐观的心态，应积极推广心理咨询。最后，在胃癌高发地区对高危人群定期普查，早期诊断和治疗，是预防和治疗胃癌的一个可行办法。

（刘光辉　闫　杰）

 ## 28.什么是幽门螺杆菌？

　　答：幽门螺杆菌（*Helicobacter pylori*，Hp），首先由澳大利亚科学家巴里·马歇尔和罗宾·沃伦发现。1983年，他们从慢性活动性胃炎患者胃黏膜活检标本中分离培养出Hp，在后续的研究中他们发现胃溃疡、十二指肠溃疡患者病灶中也大量存在Hp，基于这些发现，他们提出了幽门螺杆菌致病假说，为此，他们获得了2005年的诺贝尔生理学或医学奖。

　　经过近30年的研究证明，幽门螺杆菌感染是慢性活动性胃炎、消化性溃疡、胃黏膜相关淋巴组织（MALT）淋巴瘤和胃癌的主要致病因素。早在1994年，世界卫生组织/国际癌症研究机构（WHO/IARC）将幽门螺杆菌定为Ⅰ类致癌原。

　　流行病学研究表明，幽门螺杆菌感染了世界范围内一半以上的人口，其发病率各个国家不同，甚至同一国家的各个地区也不相同。目前已知发病率的高低与社会经济水平、人口密集程度、公共卫生条件以及水源供应有较密切的关系。慢性胃炎患者的胃黏膜活检标本中幽门螺杆菌检出率可达80%～90%，而在消化性溃疡患者中检出率更高，可达95%以上。其次幽门螺杆菌感染途径和方式众多，主要可以通过手、不洁食物、不洁餐具、粪便等途径传染，所以，养成良好的饮食卫生习惯是预防幽门螺杆菌感染的主要措施。

（武金宝　党　彤）

 ## 29.哪些方法可以检测幽门螺杆菌感染？

答：现在幽门螺杆菌的诊断技术，按照检测创伤性的不同可分为侵入和非侵入检查两类。主要包括微生物学方法、尿素酶依赖性试验、血清免疫学、基因分子生物学检测、粪便Hp抗原检测以及尿液、唾液Hp抗体检测等。现把临床上常用的方法简述如下。

（1）非内镜相关的检查方法（非侵入检查方法）

①尿素呼气试验：是诊断幽门螺杆菌现症感染和治疗后效果随访的可靠手段，是临床上最为常用的检测Hp的方法。其原理是幽门螺杆菌在体内产生尿素酶，因此，给感染Hp的患者口服同位素标记的尿素溶液，则尿素分解后产生的标记同位素二氧化碳从肺呼出，可收集呼气标本，用仪器检测已标记同位素二氧化碳的量，即可间接测定是否有现症幽门螺杆菌感染。

根据碳同位素标志物不同分为^{13}C呼气试验及^{14}C呼气试验，此项检测目前被认为是除培养外诊断幽门螺杆菌感染的"金标准"。本检查不需做内镜取标本，技术要求低，整个试验过程只需30min，无其他任何不适，该方法使众多高血压、心脏病及对胃镜不能耐受的患者避免了做胃镜的不适感，是目前理想的检测方法之一。

^{14}C尿素呼气试验价格低廉，但试验具有放射性，做一次呼气试验接受的放射剂量相当于一次胸部X线拍片的1/60，但放射性同位素^{14}C的半衰期长达5730年，大规模应用可对环境造成污染，目

前仅在基层医院使用。此外，该方法对孕妇、儿童和活动性上消化道出血者慎用。

^{13}C呼气试验优点在于：分析精度高，准确性高，敏感性和特异性均超过95%，而且无放射性，几乎可以适应任何人群，在中国和欧洲的幽门螺杆菌专家共识意见中，该方法被首选推荐为确诊幽门螺杆菌现症感染及判断幽门螺杆菌根除的首选设备。缺点是仪器设备昂贵，仅在三级以上大医院使用。

注意事项：服用抑酸药、抗生素可造成尿素呼气试验假阴性结果，一般抗Hp治疗结束一月后方可行尿素呼气试验。

② 粪便Hp抗原测定（单克隆法）：是一种新的无创检查方法，敏感性与特异性与尿素呼气试验相当，尤其适用于儿童患者的检查。

③ 血清Hp抗体测定：用免疫学的方法检测血清中的Hp抗体，但这种方法不能鉴别是既往感染还是现症感染，常用于大规模人群筛查和体检，亦可用于不能进行尿素呼气试验的患者。

（2）内镜相关的检查方法（侵入检查方法）

① 细菌的直接检查：通过胃镜检查钳取病灶黏膜做直接涂片、染色，或组织切片Warthin-Starry嗜银染色及细菌培养来检测幽门螺杆菌。其中胃黏膜细菌培养是诊断幽门螺杆菌最可靠的方法，不仅是诊断幽门螺杆菌的"金标准"，而且是验证其他幽门螺杆菌诊断性试验的"金标准"，同时又可以行药敏试验，可以筛选有效的抗幽门螺杆菌药物，但是幽门螺杆菌培养需要特殊设备，技术要求高，生长缓慢，成本高，难以在临床推广，目前仅用于科研中。

② 胃活检组织尿毒酶试验：幽门螺杆菌是目前所知人胃内唯一能够产生大量尿素酶的细菌，故可通过检测尿毒酶来诊断幽门螺杆菌感染。是临床上最早大量使用的检测幽门螺杆菌的方法，由于受取材部位影响结果较大，目前因尿素呼气试验的普通应用而逐渐减少。

（武金宝　党　彤）

30. 已经用过抗 Hp 三联治疗后，还有幽门螺杆菌怎么办？

答：消化性溃疡的发生和复发与幽门螺杆菌感染关系密切，所以根除幽门螺杆菌可以促进溃疡愈合，并显著降低患者幽门螺杆菌的复发率。在以前没有根治幽门螺杆菌治疗时，一半以上的溃疡病患者在溃疡愈合后1年内复发；而根治幽门螺杆菌后，可使大多数溃疡病患者得到彻底治愈。国际上推荐的幽门螺杆菌根除治疗方案，包括以质子泵抑制剂（PPI）和（或）铋剂为基础再加2种抗生素的三联或四联疗法。我国2007年中华医学会消化病学分会推荐的幽门螺杆菌一线治疗方案的三联疗法和四联疗法如下。

治疗方案

PPI/RBC（标准剂量）+ 克拉霉素（0.5g）+ 阿莫西林（1.0g）

PPI/RBC（标准剂量）+ 克拉霉素（0.5g）或阿莫西林（1.0g）+ 甲硝唑（0.4g）或呋喃唑酮（0.1g）

PPI（标准剂量）+B（标准剂量）+ 克拉霉素（0.5g）+ 阿莫西林（1.0g）

PPI(标准剂量)+B(标准剂量)+ 克拉霉素（0.5g）+ 甲硝唑（0.4g）或呋喃唑酮（0.1g）

注：PPI目前有埃索美拉唑（E）20mg、雷贝拉唑（R）10mg、兰索拉唑（L）30mg、奥美拉唑（O）20mg和泮托拉唑（P）40mg。RBC（雷尼替丁枸橼酸铋）350mg；B为铋剂（枸橼酸铋钾、果胶铋等）。

近期国外学者提出的"10天序贯疗法"显示出良好的疗效，其治疗分为两个阶段。在前5d的诱导期中，应用PPI常规剂量，一天2次，联合阿莫西林1000mg，一天2次，在后5d中，应用PPI常规剂量一天2次，替硝唑和克拉霉素各500mg、一天2次的三联治疗。目前研究显示，该疗法不仅Hp根除率高于常规的三联疗法，而且具有疗程短、药物相关不良反应少、价廉、患者对治疗的依从性好等优点，是一种有前景的治疗方法，不过应用时间较短，其疗效还有待进一步评估。

如用抗Hp三联治疗治疗失败的患者，可以合用质子泵抑制剂、铋剂的基础上，再选择两种抗生素的四联疗法，两次治疗宜间隔数月时间。近期国外报道，加用利福布汀根除Hp补救方案，对难治性抗Hp三联治疗失败的患者进行治疗效果良好，其次治疗期间应严格遵守医嘱，戒烟酒，避免进食伤害胃的刺激性食物和服用伤胃的药物等。

（武金宝　党　彤）

31. 体检发现血清幽门螺杆菌抗体阳性，需要治疗吗？

答：幽门螺杆菌抗体阳性表示感染过幽门螺杆菌，不能区分是既往感染还是现症感染，所以不能决定是否需要治疗。但一般认为，半年内未服用过抗生素的阳性患者可以初步诊断为现症感染，必要时需要进一步做尿素呼气试验，或通过内镜采取胃黏膜组织来检测Hp，如仍为阳性，提示存在Hp现症感染。此时，根据患者的具体情况，综合考虑是否需要抗Hp感染。

中华医学会消化病学分会幽门螺杆菌学组/幽门螺杆菌科研协作组，在《第三次全国幽门螺杆菌感染若干问题共识报告》提出以下方法检查结果阳性者，可诊断幽门螺杆菌现症感染：①胃黏膜组织尿素酶试验、组织切片染色和幽门螺杆菌培养三项中任一项阳性；②^{13}C或^{14}C尿素呼气试验阳性；③幽门螺杆菌粪便抗原检测检测（单克隆法）阳性；④血清尿素酶试验抗体检测阳性，提示曾经感染（尿素酶试验根除后，抗体滴度在5～6个月后降至正常），从未治疗者可视为现症感染。

（武金宝　党　彤）

32. 为什么有些消化性溃疡容易反复发作？

答：消化性溃疡包括胃和十二指肠溃疡。胃和十二指肠是消化系统重要的器官，经常受到损伤因子，如胃酸、胃蛋白酶、胆盐、幽门螺杆菌等细菌、某些药物和烟酒等侵袭作用，但一般情况下，由于胃、十二指肠有一整套完整的防御和修复机制，即使受到这些侵袭因素的作用，也会保持结构和功能完整。胃、十二指肠黏膜这种抗损伤的防御机制往往被不良生活习惯和负面情绪所减弱，如生活起居不规律、抽烟、酗酒、嗜好药物（咖啡因、索米痛片和阿司匹林等）、暴饮暴食、有过热或过凉食物喜好、嗜浓茶和嗜辛辣刺激食物等。此外，长期不良情绪、精神紧张和心理压力过大等均会导致胃、十二指肠黏膜损伤和防御机制减弱，引发消化性溃疡或使溃疡病复发。从某种意义上说，消化性溃疡是一种"不良生活习惯"性疾病。

过去治疗溃疡病仅仅是针对抑制胃酸、保护黏膜等因素，而忽视了纠正患者的不良生活习惯，这样治疗未消除患者导致疾病的根本原因，这是导致消化性溃疡容易复发的根本原因。患者未坚持彻底治疗是导致疾病易复发的另一重要原因。很多患者，尤其是有些"聪明"的患者，往往服药数日，症状就完全好转，于是自作主张中断治疗，此时虽然没有症状，但溃疡并未愈合，停药后很容易复发。消化性溃疡在正确的治疗组方下，疗程不得少于4周，最好是6～8周；不良生活习惯难以纠正者或情绪不稳定的患者，最好在足疗程之后，在每年秋季和春季各治疗1个月，以避免复发。

（武金宝　孟宪梅）

 ## 33.十二指肠溃疡会癌变吗？

答：溃疡病是否会导致癌是患者非常关心的问题，过去一般认为1%～2%的胃溃疡可能癌变，十二指肠溃疡不癌变。但随着内镜检查的普及，十二指肠癌时有发现，原因尚不清楚。建议对长期顽固性十二指肠溃疡、年龄40岁以上的患者应该提高警惕，在积极治疗的基础上，定期复查随访。

（武金宝）

34.为什么有些消化性溃疡需要手术治疗?

答: 随着人民生活水平的提高和医疗技术的进步,人们的健康保健意识增强,消化性溃疡往往可以早期发现、早期治疗,大多数溃疡病可以用合理的内科综合治疗获得痊愈,但仍有部分病例需要外科治疗,需要外科治疗的多是溃疡病的并发症,有下列情况可以考虑外科治疗:①溃疡穿孔者,合并腹膜炎,且患者症状严重者;②溃疡导致急性大出血或反复呕血,有生命危险者。③并发幽门梗阻或十二指肠球部变形导致梗阻,严重影响进食或合并严重营养不良者;④溃疡病高度怀疑恶变者;⑤顽固性溃疡或难治性溃疡,如幽门溃疡、十二指肠球后溃疡等内科治疗无效或反复发作者。

(武金宝)

35.什么样的饮食有助于溃疡愈合?

答: 合理的饮食既对消化性溃疡愈合有益,又可以改善身体营养。健脾益胃的食物对消化性溃疡甚为重要,也是一种重要的治疗手段。一般认为,在溃疡病发作期,宜少食多餐,以柔软、易消化的食物为主,注意要饮食规律,荤素搭配合理;合并上腹胀满的患者,应该少食油腻、油炸等难消化的食物,晚饭以清淡、易消化的软食或半流食为佳,忌饱食;胃酸过多者,不宜食用过酸或易产酸的食物,如醋、酸性水果等,但溃疡病患者不宜过于强调忌口,否则会造成营养失衡,生活质量下降,遵照以下要求即可:荤素搭配、主副食经常调换、饮食规律、少量多餐、细嚼慢咽、不宜偏食、不宜多食多渣食物。具体来说,要加强营养应选用易消化、含足够热量、蛋白质和维生素丰富的食物,如营养粥、米饭、适量的牛奶、豆浆、鸡蛋、瘦肉、豆腐和新鲜蔬菜等,餐后可以食用适量的水果等。食物炮制方法宜蒸煮,忌油炸、煎制。不宜大量进食浓肉汤、浓缩果汁、牛奶，忌生葱、生蒜、白酒、咖啡、浓茶及过甜、过咸、过麻、过酸、生、硬、冷、油腻等食物。进食时，应该避免过热、过快和狼吞虎咽等不良习惯。

（武金宝　孟宪梅）

 36.消化性溃疡患者可以喝牛奶和豆浆吗?

答：过去认为消化性溃疡患者喝牛奶和豆浆可以保护溃疡面，有增强营养、促进溃疡愈合和改善症状的功效。近年来的研究表明，大量进食牛奶和豆浆仅仅是暂时可以稀释胃酸，但是其含有的大量蛋白质和钙可刺激胃酸分泌，对溃疡的愈合不利，尤其是胃酸过多型消化性溃疡，应少食用豆浆和牛奶。不过有些患者在上腹痛发作时，饮用热豆浆和热牛奶往往可以缓解疼痛，误认为是牛奶和豆浆的特殊"作用"或"疗效"，其实这是饮用热豆浆和热牛奶后对胃产生双重作用所致：其一是大量进食的牛奶和豆浆稀释了胃酸，使胃酸对胃、十二指肠的刺激作用减弱；其二是由于温热作用缓解了胃、十二指肠的痉挛所致。其实，其他温热的液体（如热水等）也可以缓解溃疡病的发作性疼痛，所以消化性溃疡患者不宜大量饮用豆浆和牛奶，一般成人每日牛奶饮用量250～500ml即可以满足身体营养需要量，而且最好在白天饮用，豆浆和牛奶均不宜在晚餐或临睡前饮用。

（武金宝）

 37.食物中毒如何处理?

答：患者突然出现剧烈的恶心、呕吐、腹痛和腹泻等症状，与进食有明确关系；或者两人以上摄取相同的食物而发生相似的症状，需要考虑食物中毒，可行如下处理。

（1）立即停止进食，保护好现场，保留好可疑食物和毒物，

第三篇　胃肠疾病篇

以迅速明确中毒物质，方便抢救。如果没有食物样本，也可保留患者的呕吐物和排泄物。被呕吐物污染的衣物，应立即脱去，避免毒物从皮肤继续吸收。

（2）催吐　可用手指或筷子等直接刺激咽后壁或舌根，诱发呕吐。如效果不好，可以口服大量盐水或清水，然后催吐。可以反复进行，直至呕吐物呈清水。对于服强酸、强碱中毒者，患有严重的心脏病、食管静脉曲张和溃疡病者，不宜催吐。对昏迷患者也不宜采用此法，以避免呕吐物进入器官造成窒息。

（3）洗胃　昏迷或不能合作患者需要插胃管洗胃。应尽早进行，通常要求6h以内，个别中毒者超过12h仍然有效。但口服强腐蚀性毒物或食管-胃底静脉曲张为洗胃禁忌证。

（4）导泻及灌肠　清醒患者可以口服泻药时，对严重或不能合作患者，可采取洗胃后胃管注入50%硫酸镁50ml。另外，活性炭、白陶土等具有对毒物有吸附功能。

（5）保护胃黏膜　误食腐蚀性毒物，如强酸、强碱后，应及时服用稠米汤、鸡蛋清、豆浆和牛奶等，以保护胃黏膜。

（6）排出毒物　促进已吸收入血的毒物的排出。常用的方法为补液、利尿、血液透析和血液灌流等。

（7）解毒　某些毒物中毒可使用特效解毒剂。如有机磷中毒使用氯解磷定、阿托品；阿片类中毒使用纳洛酮；亚硝酸盐中毒使用亚甲蓝等。

（8）对症处理　维持生命体征稳定，预防感染及脏器功能衰竭。

（郑　堃）

38.什么是消化不良？

答：消化不良是对上腹部不适、疼痛、饱胀、反酸、嗳气和烧心等多种临床症状的描述，是由于致病因素导致的胃蠕动失常所引起的消化障碍性综合征。根据病因，消化不良分为器质性疾病导致的消化不良和功能性消化不良，前者包括消化性溃疡、胃炎和胃食管反流病等，后者是指有上述消化不良的表现，但胃镜或相关检查均未发现有器质性病变者。过去一段时间内，很多医务工作者或者教科书上甚至把功能性消化不良归入胃肠神经官能症，这在某种意义上带有贬义的诊断就是"装病"的代名词。近年来，社会节奏加快，人们生活或工作压力增加，该病发病率逐年上升。据西方国家统计，功能性消化不良占消化疾病的1/3左右。在我国沿海发达地区、大中城市人群发病率虽没有确切的统计数值，但在消化门诊也是非常常见的。从广义上说，人一生几乎均有过功能性消化不良的经历，但大部分是短暂的，可自我缓解。很多亚健康研究中把功能性消化不良作为亚健康的表现或者状态，其实这是不正确的，功能性消化不良就是一种独立疾病，应当引起医务工作者和全社会的重视。

（武金宝）

 ## 39.什么是功能性消化不良？

答：功能性消化不良的定义为上腹部疼痛、上腹部烧灼感、餐后饱胀或早饱，病程6个月以上，累计发作时间12周以上，常规检查未发现能够解释症状的器质性疾病。

功能性消化不良常见诱因有：①不良的饮食习惯，如进食刺激性食物（咖啡、浓茶、甜食、油腻和生冷食物等）；②不良生活习惯，如抽烟、喝酒等；③不良情绪，如易激动、高强度工作、睡眠障碍、抑郁等；④不良环境和不良气候，如噪声、阴冷气候等。

功能性消化不良与肠易激综合征同称为"功能性胃肠病"，其治疗的目标是缓解症状，改善患者的生活质量。具体措施如下。

① 去除发病诱因，调整生活和饮食方式。

② 心理治疗。

③ 伴有幽门螺杆菌感染患者，需要抗幽门螺杆菌治疗。

④药物治疗：包括抑酸药、促动力药、黏膜保护药、消化酶、心理和精神调节药物等。

（郑　堃　武金宝）

40.为什么压力大的人易患功能性消化不良？

答：很多人常有这样的体会，当情绪变化时，如高兴或情绪低落时，往往影响食欲，尤其情绪低落、忧伤、生气时，不但不思饮食，甚至上腹胀满或上腹痛，好像肚子也闹"情绪"，这是因为存在脑-肠轴调节和脑-肠互动作用。胃肠道功能受自主神经和肠神经系统的双重调控，肠神经可自主调节、自我控制胃肠道，不受大脑中枢神经系统和脊髓神经系统的直接控制，但肠神经系统通过和交感神经和副交感神经与中枢神经系统相关作用，称为脑-肠神经轴。来自外界的信息（如视觉、嗅觉和味觉等信息）或肌体内在的信息（如情绪、情感、思维等）通过中枢神经系统影响胃肠道的感觉功能、运动和分泌功能，而胃肠道内在感应（如胀、刺激等）也可以通过胃肠神经影响中枢神经的感觉、情绪和行为，这种胃肠道与中枢神经间的相互通信、相互影响、作用的关系，即为脑-肠互动作用。正常情况下，借助脑-肠轴，通过脑-肠互动作用，维持胃肠道的正常功能。但长期的精神紧张、心理压力过大、精神抑郁等负面情绪，可以通过中枢神经影响胃肠神经，导致胃肠神经功能紊乱，进而引发功能性消化不良的发生，而消化不良症状可以反过来恶化和加剧负面情绪，造成疾病迁延不愈。

（武金宝　陈言东）

41.为什么功能性消化不良患者有时需要用抗焦虑药治疗？

答：功能性消化不良的发病诱因很多，负面情绪是重要的诱因。持续精神紧张或焦虑可以增加胃肠道蠕动，可引起反酸、烧心和恶心等症状；抑郁可以抑制胃肠蠕动和减弱消化功能，易出现早饱、胃脘胀痛等症状。对伴有精神心理障碍、单纯抑酸和改善动力效果差的患者，可以选择加用抗焦虑药物或抗抑郁药治疗，抗焦虑药物不仅可以调整中枢神经-胃肠神经平衡，而且可以改善胃肠内脏的高敏性，临床也观察到合用抗焦虑药物就会大大减轻胃肠道的症状，缩短病程。服用抗焦虑药物要注意：①和抑郁症、焦虑症治疗相比，功能性消化不良患者使用的抗抑抗郁焦虑药剂量要小一些；②抗焦虑药一般使用2周以上才起效，因而在前2周治疗时间内，不可因疗效不明显而自行停药；③药物起效后也不宜马上停药，患者要严格按照医嘱用药。在抗焦虑药使用的同时，行为疗法、心理干预也是对这类患者值得选择的治疗方法。

（武金宝　陈言东）

42. 功能性消化不良的患者饮食上应注意哪些问题？

答：功能性消化不良的患者应该养成良好的生活起居和饮食习惯，规律、定时、定量和合理的膳食是功能性消化不良患者重要治疗方法之一，也是减少复发的重要措施。

功能性消化不良的饮食治疗原则如下。

① 定时定量饮食，不要着急或匆匆进餐，不要狼吞虎咽，不能忙于工作而不吃早餐或正餐。

② 进食时不要同时干其他事情，在舒适的环境中，"心无旁念"地进食，不与其他人过多说话，也不看电视、不看书等。

③ 细嚼慢咽，尤其对有胃肠胀气的患者非常有帮助。

④ 不宜过多进食难以消化的食物，如高脂肪、高蛋白的食物。

⑤ 避免进食刺激性食物和易致胀气的食物，如干豆类、洋葱、马铃薯、红薯和甜食。

⑥ 戒烟酒，要减肥，不要暴饮暴食。

（武金宝　陈言东）

43.什么是肠易激综合征?

答:肠易激综合征(irritable bowel syndrome,IBS)是一组与胃肠道功能紊乱密切相关,以腹痛、腹胀、伴有排便习惯改变和其他不适症状为特征,用常规检查可以排除器质性病变的临床综合征。

该病患者以中青年居多,女性多见。腹痛和腹部不适是最核心的临床症状,可在排便后缓解,伴有腹泻或便秘,以及大便性状的改变。粪便排出费力、有急迫感、排便不净感、黏液便、胃肠胀气或腹部膨胀感也是常有的症状。临床检查时一般查不出什么器质性病变。

肠易激综合征是一种功能性疾病,其发病与多因素紊乱相关,包括基因、肠道感染、脑-肠调控失常和精神心理紊乱等。心理、社会因素对于IBS的发病影响很大,对于该病的治疗也起着重要的作用。

肠易激综合征治疗的主要原则是生活调理,对症处理,改善胃肠动力,解除肠管痉挛,减少肠内产气等,同时辅以必要的心理治疗。放松心态和饮食调理尤为重要,如需药物治疗,一般使用解痉药、止泻药或导泻药、肠道动力感觉调节药、抗抑郁药、益生菌和中医药等。

需要警惕的是,如果出现以下情况,就不能轻易诊断IBS,需要进一步详细检查:年龄45岁以上、贫血、大便带血、不明原因的体重下降、夜间症状、发热、腹块、腹水和有结直肠癌家族史等。

(郑 堃)

44.肠易激综合征与胃肠炎有什么区别?

答:肠易激综合征与胃肠炎都可以表现为腹痛、腹泻或腹部不适,但二者无论是发病原理,还是治疗措施都有很大差异。从本质上说，肠道易激综合征是在特殊的发病机制上，肠管无结构上明显病变的、独立的肠功能紊乱性疾病。过去对本病认识有限，曾有多种名称，如痉挛性结肠炎、黏液性结肠炎、结肠功能紊乱，甚至称为胃肠神经官能症等，后来随着对本病的研究深入，发现该病导致肠道功能紊乱不仅仅局限于结肠，故国际上统称为肠道易激综合征。随着经济的发展，人们生活节奏的加快，工作承受压力的加大，饮食结构的改变，神经、精神、感染因素所诱发的肠易激综合征发病率有逐年上升的趋势，对患者的生活质量、工作和学习造成很大的困扰，肠易激综合征已经成为一个全球性的问题，总的来说，中青年是肠易激综合征的高发人群，从事脑力劳动者的白领人群高于普通体力劳动者，青年女性发病高于同年龄段的男性人群，中老年人群发病相对较少。

胃肠炎是胃肠黏膜及其深层组织的出血性或坏死性炎症。其临床表现以严重的胃肠功能障碍和不同程度的自体中毒为特征。根据病程时间，胃肠炎可分为急性胃肠炎和慢性胃肠炎两种。胃肠炎多发人群多见于儿童和老年人，主要是进食污染了细菌或者病毒的不洁饮食而引起，由细菌或病毒产生大量的毒素引起各种不适症状，急性胃肠炎主要表现为恶心、呕吐、腹痛、腹泻和发热等，严重者可致脱水、电解质紊乱和休克等。慢性胃肠炎最常见的症状是腹泻，而其他症状相对较轻。

肠易激综合征与胃肠炎的主要鉴别点是，前者检查一般无异常，而胃肠炎实验室检查有感染的表现，如血常规有白细胞升高，大便常规中发现有脓细胞，甚至大便潜血阳性。

患有肠易激综合征的患者，因为症状持续或反复发作，而相关检查往往无明显的异常发现，导致觉得自己患有什么难以治愈的恶性疾病，成为挥之难去的"心病"，加重了心理负担，也是肠易激综合征与胃肠炎明显的不同，这也是医患双方必须引起注意的问题。

（武金宝　陈言东）

45.肠易激综合征的治疗原则是什么?

答: 肠易激综合征亦称肠道易激惹综合征,是一种最常见的功能性肠道疾病,病因尚不明确,而且一般无明显的病理改变。有些患者伴有焦虑、抑郁和(或)躯体症状化障碍,患者也常因情绪波动、不合适的饮食或某些药物等促发或加重症状,肠易激综合征的主要表现为腹痛、腹泻或便秘,有些患者也可合并有肠外症状,如纤维肌痛、头痛和睡眠障碍等,所以肠易激综合征治疗不同于胃肠炎的治疗,治疗时必须评估患者可能同时存在的精神和心理异常,宜采取综合治疗措施,而不仅仅局限于胃肠道症状和仅仅使用"胃药"。

肠易激综合征成功的治疗基础是建立在医患双方良好的沟通和信任的基础上,所以心理和行为疗法显得尤为必要,医师对患者痛苦具有同情心的理解和引导非常重要,用患者能理解的语言,非常"专业"而且令人信服地向患者证实没有器质性疾病的存在,消除患者心中的疑虑和担心非常重要,这是成功治疗的第一步;其次,帮助患者建立良好的生活习惯,避免食用能诱发和加重症状的食物和改变不良生活习惯;最后是选择合适的药物,主要是选择支持和对症治疗的药物,如胃肠解痉药(如硝苯地平、匹维溴胺等)、止泻药(如思密达、药用炭等)、泻药、肠道菌群调节药(如双歧杆菌、乳酸杆菌等制剂等)和胃肠动力双向调节药(如马来酸曲美布丁片),均可根据病情和症状选择使用。

(武金宝 粟 鹏)

46.肠易激综合征患者如何调整饮食?

答: 肠易激综合征患者常因不合适的饮食诱发或者加重症状,也是多数患者就诊时常抱怨的话题。一般来说,不应该限制或规定患者能吃什么或不能吃什么，除非该食物有足够证据证明其可以诱发患者出现症状或加重症状。诱发肠易激综合征症状的食物具有个体差异性，患者应该详细向医生讲述病情发作或缓解情形及饮食细节，让医生拟定一个个性化的饮食清单及注意事项，下面是一些饮食上的注意事项，供参考。

① 伴有腹胀或不适的患者，应少食或不食产气多的食物，如豆类及豆制品、含气的碳酸饮料或汽水。

② 对乳糖不耐受患者，应减少牛奶或乳制品的摄入。

③ 伴有餐后腹痛的患者，减少进食动物脂肪、动物内脏和海鲜等，且忌狼吞虎咽和过饱。

④ 便秘型患者可增加膳食纤维，有助于肠道内水分的潴留，可使肠内物容积增加，加快结肠转运，可缓解便秘和结肠痉挛，膳食纤维可以通过吸收水分而硬化大便。但膳食纤维一方面可以刺激肠蠕动，另一方面可以通过吸收水分而使大便成形。过量应用膳食纤维可以导致腹胀和腹泻，所以膳食纤维用量应遵循个体化原则选择使用。

（武金宝　栗　鹏）

 ## 47.何谓短肠综合征?

答：短肠综合征顾名思义是由于肠道过短造成的临床症候群，是由于各种原因造成小肠吸收面积减少而引起，一般多由于疾病手术导致广泛小肠切除所致，表现为腹泻和严重的营养障碍。短肠综合征的临床表现可因为切除肠管的范围不同，表现也不同，食物营养成分主要在小肠吸收，小肠代偿功能强大，即使切除小肠一半，也可维持生存所需的营养，但切除3/4或更多的小肠，几乎都有不同程度的吸收不良。成人和儿童导致短肠综合征的原因各不相同，成人常由于肠系膜血管栓塞或血栓形成，及急性肠扭转导致大范围的小肠坏死，而不得不大面积切除小肠。儿童短肠综合征的病因可以分为出生前（先天性小肠闭锁常见）及出生后病因（新生儿期坏死性小肠炎常见），短肠综合征的预后主要取决于残存的小肠长度，一般认为，残存小肠短于20cm的患者常常预后不良。短肠综合征的治疗策略是，以肠外营养维持水、电解质平衡和预防感染为主渡过急性期，以肠外营养与肠内营养结合度过适应期，并逐步加大和过渡到肠内营养为主的平稳期。

（武金宝　刘文军）

 ## 48. 肠结核有哪些临床表现？

答：肠结核是临床上较为常见的肺外结核病，是因结核杆菌侵犯肠道而引起的慢性感染。绝大多数继发于肠外结核，如肺结核等，特别是开放性肺结核。发病年龄多为青壮年，女略多于男。肠结核多数起病缓慢，病程较长，其典型临床表现如下。

① 腹痛：肠结核病变多累及回盲部，所以肠结核疼痛最常见于右下腹，疼痛一般不重，呈隐痛或钝痛，常在进餐时或餐后诱发，尤其是饱食后常发作，因为肠结核的腹痛主要表现在右下腹，容易被误诊为慢性阑尾炎。

② 腹泻与便秘：腹泻是溃疡型肠结核的主要症状之一，这是由于肠道结核炎症的刺激，使肠蠕动加速所致，严重者腹泻可每日多达10余次，便中有黏液及脓液，血便较少见。单独表现为便秘的少见，一般表现为腹泻和便秘交替出现。

③ 腹部肿块：主要见于增生型肠结核，腹部肿块常位于右下腹，中等硬度，可有轻压痛。

④ 全身症状：主要为结核中毒症状，如夜间盗汗、午后低热、乏力、消瘦和贫血等。

（武金宝　刘文军）

49.肠结核和结核性腹膜炎如何治疗?

答：肠结核和结核性腹膜炎的治疗关键是早期、合理、联合和足疗程治疗，只有这样才能提高治愈率，防止复发，减少并发症与后遗症。肠结核和结核性腹膜炎的早期病变是可逆的，炎症经合理治疗可痊愈；如果病程迁延至后期，即使给予合理、足疗程的抗结核治疗，并发症和后遗症也难免发生。因结核病是慢性消耗性疾病，营养和支持治疗非常重要，休息与营养可加强患者的抵抗力，是肠结核和结核性腹膜炎治疗的基础，活动性肠结核和结核性腹膜炎患者需要卧床休息；病情稳定后，必须经常适量活动或做腹部按摩等理疗促进肠蠕动，以预防和减少肠粘连和肠梗阻的发生。营养的补充以食疗为主，对严重消瘦、严重营养不良或胃肠症状较重影响进食者，宜以静脉内高营养治疗为主；病情稳定后可进食营养丰富、高热量、高蛋白、高维生素、易消化的食物。抗结核药物治疗根据病情分为长疗程法和短疗程法，结合病情选择合适的抗结核药物，合并肠粘连者，在抗结核基础上，可以加用糖皮质激素；不完全性肠梗阻需行胃肠减压；合并完全性肠梗阻或不完全性肠梗阻，经内科治疗未见好转者、急性肠穿孔和肠道大出血，经内科积极救治未能止血者，可以手术治疗。

（武金宝　周　怡）

 50.补锌为什么可以缩短腹泻的病程?

答：小儿腹泻时，锌的丢失增多，吸收减少，故在临床上治疗小儿腹泻时，医生常常会给予补锌治疗，补锌不但可以治疗腹泻，而且可以缩短腹泻的病程。其作用机制如下。

① 腹泻时，肠道黏膜受到侵袭和破坏，而锌对维持上皮细胞和细胞内组织的完整性有重要作用，补充锌后可修复肠道黏膜，

保持其完整性，减少电解质和体液的丢失。

②腹泻时肠道上皮细胞刷状缘损伤伴双糖酶（主要是乳糖酶）的活性降低，而锌是多种酶的辅酶，此时补充锌可以改善肠道对于水、电解质的吸收。

③锌离子可以减少一氧化氮（NO）的生成，从而减少NO对细胞的损伤，促进小肠黏膜细胞的修复，改善双糖酶的活性，保护肠黏膜。

④通过降低胃肠激素的分泌，降低小肠上皮细胞环磷酸鸟苷的浓度，促进钠离子与氯离子的吸收。

⑤锌可以促成T淋巴细胞、B淋巴细胞的生成，激活多种免疫递质的活性。锌还是多种合成免疫细胞所需要的重要构成物，也可以减少淋巴细胞的凋亡。

⑥锌作为抗氧化剂，具有对抗氧自由基保护细胞膜的作用，减少毒素吸收和细胞损伤。

基于以上几点，全国腹泻病防治学术研讨会组织委员会推荐：无论何种类型或者持续多长时间的腹泻都需要补充锌。具体的用法为：每天补充含元素锌制剂20mg（6个月以下10mg），连续服用10～14d。不但可以缩短腹泻病程，减轻腹泻严重程度，而且可以预防慢性腹泻和腹泻再发。

（马继龙　林　华）

 51.什么是轮状病毒肠炎？

答：轮状病毒肠炎既往又称秋季腹泻，近年来的研究发现，轮状病毒（rota virus，RV）不仅引起秋季腹泻，实际上它是引起婴幼儿秋冬季腹泻最常见的病原体，主要通过粪—口途径传播，也可通过气溶胶形式经呼吸道感染致病。

该病以6～24个月婴幼儿多见，群体发病；病初常有呕吐并伴上呼吸道感染症状，之后出现腹泻，因轮状病毒主要侵犯十二指肠及空肠近端的黏膜上皮细胞，使具有吸收功能和富含双糖酶的小肠微绒毛顶端被破坏，引起吸收功能障碍和双糖酶不足，肠液在肠腔内大量积聚，肠液的渗透压增高，造成大量水样泻，极易引起脱水、酸中毒和电解质紊乱；此类腹泻的特点是次数多、量多、水分多，黄色水样或蛋花汤样，但与细菌性肠炎不同的是大便没有腥臭味；该病有自限性，自然病程3～8d，少数因消化功能紊乱者可较长。近年来报道，RV感染亦可侵犯多个脏器，产生神经系统症状、心肌受累等。大便检查偶有少量白细胞。

　　治疗主要通过饮食调整、补液、肠黏膜保护药、微生态制剂等，严重者可考虑使用干扰素，不宜使用抗生素。因存在继发性的双糖酶缺乏，不喂乳类或改用无乳糖奶粉喂养的患儿恢复更快。

（马继龙　林　华）

 52.如何诊治小儿神经性厌食？

　　答：神经性厌食是一种由不良心理和社会因素引起的饮食障碍。好发于青春期，起病年龄为8～30岁，高峰年龄在13～14岁和17～18岁，多为女性；该病早期为主动性节食和厌食，患者往往害怕饮食，严格限制食物，强迫剧烈运动，对体重增加极度恐惧和焦虑，甚至故意呕吐、服用泻药和减肥药等；继而出现继发性食欲降低，看见食物就恶心；最后发展到拒食，此时多出现营养不良和水、电解质平衡紊乱，最终出现内分泌紊乱；饥饿和自杀是主要死因。

　　小儿神经性厌食的诊断标准如下。

　　① 明显体重减轻：比平均体重减轻15%以上，或体重指数为17.5以下。

　　② 自己故意造成体重减轻，至少有以下一项：回避"导致发胖的食物"；自我诱发呕吐；自我引发排便；过度运动；服用厌食剂或利尿药等。

③ 病理性怕胖：持续存在异乎寻常的害怕发胖的观念。

④ 常有下丘脑 - 垂体 - 性腺轴的广泛内分泌紊乱。

⑤ 症状至少已3个月。

⑥ 可有间歇发作的暴饮暴食。

⑦ 排除躯体疾病所致的体重减轻。

该病尚无系统性治疗方法，主要以心理治疗为主，结合行为调节、营养康复治疗：对严重营养不良者或坚决拒食者采用静脉营养，闭经治疗依靠整体营养好转，雌激素缺乏引起乳房萎缩、皮肤干燥可行雌激素补充治疗；对抑郁症伴饮食紊乱者可采用抗抑郁药物治疗；对因减肥导致的神经性厌食者应耐心劝说、精心护理；鼓励少吃多餐，吃营养丰富的食物；引导青春期的女性树立正确的审美观念，提倡健康美。

（马继龙　林　华）

53.牛奶蛋白过敏性腹泻病是怎么回事？

答：牛奶蛋白过敏性腹泻又称牛奶耐受不良症，是由于牛乳蛋白引起的变态反应性疾病，多见于婴幼儿，患者多有过敏史或过敏反应家族史。其主要临床表现为呕吐、腹泻和腹胀等胃肠道乳糖吸收不良症状。有37% ～ 43%的患儿可出现呼吸道或皮肤症状。

研究表明，引起变态反应最多的蛋白是乳球蛋白，其次是酪蛋白和乳清蛋白，这几种蛋白在肠道内既可以完整的形式被吸收，也可以抗原碎片形成循环免疫复合物的形式被吸收，从而导致过敏反应的发生。该病的发生与小肠对抗原物质的通透性增高和对抗原物质的处理功能紊乱有关。

Hill等应用牛奶负荷试验将牛奶蛋白过敏分为三类：第一类在喂牛奶后45min内出现湿疹、荨麻疹和血管神经性水肿等Ⅰ型变态反应等皮肤症状，故又称为快速型，此型较为少见；第二类在喂牛奶后45min至20h内出现呕吐和腹泻等消化道症状，此类最为多

患者咨询常见问题与解答丛书——消化科

见；第三类在喂牛奶24h以后出现皮肤、消化道和呼吸道症状。

临床上出现下列表现者可诊断本病：①摄入牛奶后出现腹泻，伴有或不伴有呕吐；②停止摄入牛奶，临床症状即好转；③临床好转后6～8周，空肠黏膜活检，组织学形态正常或轻微异常；④牛奶激发后组织学形态有明显改变，临床症状或有或无。

治疗方法为停止摄入牛奶，改用羊奶和豆浆等，但上述代用品和牛奶存在交叉过敏可能；若患者存在交叉过敏则可使用部分水解或高度水解蛋白奶粉，也可试用牛奶脱敏法。母乳喂养、合理添加辅食能有效预防该病的发生。

（马继龙　林　华）

54.何为周期性呕吐综合征?

答：周期性呕吐综合征（cyclic vomiting syndrome，CVS）又称再发性呕吐综合征（recurrentvomiting syndrome，RVS），是功能性胃肠道疾病，最早于1882年由Samuel Gee明确阐述。CVS通常在儿童起病，主要在学龄前期，女孩比男孩多见。青春期后多自然停止。由于在疾病发作时患者的血、尿中酮体增高，故还有学者将其称为"反复醋酮血症性呕吐"。

过食、摄入脂肪过多、便秘、上呼吸道感染、饥饿、剧烈体力活动、疲劳或精神受刺激等是常见诱因，尤其是青春期前的女孩，常因焦急或情绪激动而发病。

1994年，CVS国际研讨会在伦敦制定该病的诊断标准如下。

（1）必需条件　再发性、严重的和分散发作性呕吐；在两次发作间有数周至数月的完全健康间歇期；呕吐发作持续数小时至数天；没有明显呕吐原因（实验室、影像学和内镜检查结果阴性）。

（2）支持条件　①发作形式有刻板型，在各个体中每次发作有相同的发作时间、强度、间歇期、频率、相关症状和体征；自限性，如果不治疗，发作可自行消退。②相关症状：有恶心、腹痛、头痛、动力障碍、畏光和嗜睡。③相关体征：有发热、苍白、腹泻、脱水、过度流涎和社交不能。需要强调的是，诊断该病前应排除感染性疾病、代谢性疾病和器质性疾病，并应与腹型癫痫和腹型偏头痛相鉴别。

治疗除及时去除诱因以外，应禁食、早期静脉补液和纠正酸中毒等；在急性呕吐发作期可应用5-羟色胺3（$5\text{-}HT_3$）及如昂丹司琼、格拉司琼静滴止吐，同时使用镇静药（如地西泮和氯羟基去甲西泮）或抗组胺药（苯海拉明）；如果发作频率1个月超过1次，或发作延长每次持续3～7d时，推荐预防治疗，包括抗组胺药（赛庚啶）、抗抑郁药（阿米替林）、β受体阻滞剂（普萘洛尔）、抗癫痫药（丙戊酸钠）和积极的心理治疗。

（马继龙　林　华）

 55.内镜下结肠息肉切除时，肠道准备和术后的注意事项有哪些？

答：内镜下结肠息肉切除术是目前临床常用的微创治疗方法，现在成为治疗结肠息肉的首选治疗方法，不过针对一般内镜治疗方法，有下列情形之一者，属于息肉切除禁忌证：①有内镜禁忌者，直径大于2cm的无蒂息肉和腺瘤；②多发性腺瘤和息肉，局限于某一部位密集分布，数目较多者；③家族性腺瘤病；④内镜下形态已有明显恶变者。

内镜下结肠息肉切除前，肠道准备非常重要。肠道息肉切除前应遵照医嘱服用清洁肠道的药物，便秘患者应加大清洁肠道的药物用量或灌肠处理；有服用抗凝血药物的患者，应停止服用5d以上；拟行无痛肠镜的患者在术前4～6h禁饮大量清水，防止误吸的发生。

肠息肉切除后，应该注意的事项有：①无出血征象和腹痛的患者，进全流质食物3d、半流质食物7d，肠息肉切除（除特大型息肉外）后进易消化食物，保持大便通畅2周。必要时用缓泻药，不必禁食或吃全流质；加强休息，一般术后卧床休息6h，直径＞2cm的息肉，无蒂息肉或凝固范围较大者，卧床休息2～3d，2周内避免重体力劳动、屏气动作和热水浴，直肠息肉切除后避免长时间用力下蹲和大便用力。②注意观察术后并发症，术后并发症主要有出血和穿孔，因此，要密切观察患者的神志和生命体征变化，大便的性状、颜色和量，并观察有无剧烈的腹痛、板状腹、压痛和反跳痛等。③定期复查，一般要求术后4周必须复查，结肠息肉摘除后，应定期结肠镜随访，检查可能漏掉的病变、新发的病变和已切除病变是否局部复发，以便及时发现处理。

（王　燕　武金宝）

 ## 56.结肠息肉会发展成癌吗？

答：凡从胃肠道黏膜表面突出到胃肠腔的息肉状病变，在未确定病理性质前均称为息肉，按照息肉病理特点可分为：腺瘤样息肉（包括乳头状腺瘤）、炎性息肉、错构瘤型息肉和增生性息肉等。临床上以结直肠息肉多见且症状较明显，其中结直肠腺瘤样息肉（亦名结肠息肉样腺瘤）易发生癌变。根据结肠癌的流行病学调查发现，结肠息肉样腺瘤与结肠癌的发病率密切相关。一般认为，结肠腺瘤是一种癌前病变，及时检出及去除结肠腺瘤对防止结肠癌的发生具有积极意义。现在的研究表明，各种腺瘤的癌变率并不一致，可能与以下几种因素有关。

（1）腺瘤的组织学类型　绒毛状腺瘤的浸润癌发生率比管状腺瘤高10～20倍；混合型腺瘤亦明显高于管状腺瘤。

（2）腺瘤的大小　有报告指出直径1～2cm的腺瘤，其浸润性癌的发病率接近10%；直径大于2cm，则癌变率接近50%。提示腺瘤大小与癌变率呈正相关。

（3）腺瘤上皮的不典型增生程度　绒毛状腺瘤的上皮不典型增生多较明显，亦较严重，癌变则多见；管状腺瘤上皮的不典型增生较轻而少；在小腺瘤中很少有严重的不典型增生。随着腺瘤增大，不典型增生也趋严重，癌变可能性也随之增加。

（4）与肠黏膜的关系　有蒂腺瘤的恶性潜能比广基腺瘤低。

（5）外形　外形光滑的腺瘤癌变率为3.9%；表面颗粒状者为33.3%；表面呈菜花状者为50%。

（6）遗传因素　家族性息肉病是一种少见的遗传性息肉病。患者结直肠内布满息肉状的腺瘤，恶变率很高，而且癌变灶变常不限于一处，可多中心发生。

（慧　妍　武金宝）

57. 慢性小肠炎性疾病有哪些？

答：小肠包括十二指肠、空肠和回肠三部分，除十二指肠外，小肠在过去检查中存在盲区。以前，尽管慢性小肠炎性疾病的发生率较高，但无论是患者还是医生都没有引起足够的重视。随着内镜技术的发展，尤其是小肠镜和胶囊内镜的出现和普遍应用，使小肠疾病的诊断和治疗发生了质的改变，改变了过去对小肠疾病的认识，也发现了过去难以诊断的疾病。常见的小肠慢性炎性疾病有以下几种。

（1）十二指肠炎　临床上将其分为原发性和继发性两种，以原发性十二指肠炎更为常见，本病可单独存在，也可与胃炎、消化性溃疡、胆道结石、胆囊炎、胰腺炎和寄生虫感染等其他疾病合并存在，临床主要表现为上腹不适和压痛等，症状有时与消化性溃疡相似，随着内镜检查的普及，发现该病在临床上并不少见。

（2）慢性病毒性肠炎　病毒性肠炎临床表现主要有腹泻、腹痛、呕吐和发热等，各年龄段人群均可发病，以夏秋季最为多见，根据病因不同，分为轮状病毒肠炎、诺沃克样病毒肠炎、腺病毒肠炎等。诺沃克因子（包括诺沃克病毒及诺沃克样病毒）和轮状病毒是病毒性肠炎常见的病原体，沃克因子中的诺沃克病毒引起成人腹泻，诺沃克样病毒则是婴幼儿腹泻的病因；轮状病毒为A、B、C、D、E和F几个亚型，A组轮状病毒为婴幼儿腹泻的重要病原体，B组轮状病毒可引起成年人腹泻。

（3）慢性细菌性胃肠炎　也叫食物中毒，急性病例更为多见，慢性病例多是急性病例迁延或治疗不彻底所致，细菌性胃肠炎在过去并不少见，现在随着生活水平的提高，已经少见，但散发病例或学校、工厂群发病例在临床并不少见，往往是由于进食被致病菌污染的食物所致，近年来发生在日本和欧洲的，由结肠杆菌O157感染所致的出血性肠炎常见诸报道，但过去传统的伤寒和副伤寒等传染性疾病已明显下降。

（4）小肠结核　小肠结核是小肠常见的慢性炎性疾病，过去结核病在农牧区多见，现在城镇，尤其是发达城市的发病率逐年增加，可能是环境恶化、食物、人群密切接触和结核杆菌耐药等综合因素导致的结果。

（5）炎症性肠病　尤其是克罗恩病也是小肠常见的慢性炎性疾病，但其在西方国家常见，而国内相对少见。

（武金宝　周　怡）

58.如何区别肠梗阻与假性肠梗阻？

答：小肠梗阻是肠内容物不能顺利通过肠道，引起肠管本身解剖和功能上的改变，并导致全身性的病理生理变化和临床症状。小肠梗阻是常见的外科急腹症之一。其病因繁杂，病情多变，发展较快，诊断有时比较困难，治疗模式也有所不同，临床表现和治疗效果也各异。重症者如绞窄性肠梗阻的病死率高达10%左右。肠梗阻以粘连、肿瘤、炎症和扭转为常见的原因。病因判断应以年龄、病史、体检和X线检查等多方面分析。如新生儿应考虑肠先天畸形，小儿要想到肠蛔虫和肠套叠，2岁以下的幼儿则以肠套叠的可能性最大。青少年患者常见的原因是肠粘连和嵌顿疝；而老年人要想到结肠肿瘤、乙状结肠扭转或粪块阻塞等。有风湿性心脏病的患者，应考虑肠系膜血管栓塞；既往有腹部手术、创伤、感染和结核者，应考虑到肠粘连或结核性腹膜炎引起的肠梗阻。如有反复肠梗阻发作的病史，每次发作时又合并腹膜刺激症状与发热，则克罗恩病的可能性较大。

假性肠梗阻指有机械性肠梗阻表现而无器质性梗阻存在的一种综合征。其病因尚未明了，一般认为，是肠肌肉神经变性所致。发作时症状与机械性肠梗阻类似，缓解期可无症状或仅有轻微腹胀。该病必须在排除机械性梗阻因素和继发疾病后才能考虑诊断。除外肠肌肉神经变性疾病以外，如肠梗阻患者患有以下疾病要高度考虑假性肠梗阻可能：①胶原病（系统性硬化症、皮肌炎）；②神经性病变（肌紧张性营养不良、帕金森病）；③内分泌疾病（黏液性水肿、嗜铬细胞瘤）；④使用药物（可乐定、吩噻嗪、三环抗抑郁药和长春新碱等）。

（武金宝　田继刚）

 ## 59.何谓蛋白漏出性胃肠病？

答：蛋白漏出性胃肠病又名失蛋白性胃肠病，是包括各种原因造成血浆蛋白由胃肠道大量丢失、导致低蛋白血症的一组疾病，可将本病视为众多疾病导致的综合征。20世纪初即对本病有所认识，最初认为本病是胃肠道疾病伴蛋白质合成障碍所致。直至50年代后，通过应用标记蛋白质技术研究表明，由于疾病导致大量蛋白质从胃肠道丢失，从而阐明了本病的本质。失蛋白性胃肠病的临床表现，因原发病的症状和体征而各不相同，但主要表现是相同的，即全身性水肿和低血浆蛋白血症。

正常人可有少量的血浆蛋白通过胃肠道黏膜屏障进入胃肠腔，

相当于血浆白蛋白的1%～2%，这种正常的蛋白丢失可能与黏膜上皮细胞的正常脱落有关。其中大部分在肠道被消化后可重吸收入体内。失蛋白性胃肠病的病因众多，归纳起来主要有三类疾病。

（1）导致淋巴管阻塞的疾病　如肠淋巴管阻塞、先天性肠淋巴管扩张症、肠淋巴瘘、肠系膜淋巴结核、肠系膜结节病、小肠淋巴瘤、慢性胰腺炎假性囊肿、缩窄性心包炎、腹膜后纤维化、Whipple病和充血性心力衰竭等。

（2）导致肠黏膜屏障损伤的疾病　如糜烂性胃炎或肠炎、消化性溃疡、消化道恶性肿瘤、溃疡性结肠炎、特发性溃疡性空回肠炎、假膜性肠炎、急性移植物抗宿主反应和巨球蛋白血症。

（3）导致肠黏膜通透性增加的疾病　如克罗恩病、艾滋病相关性胃肠病、巨大肥厚性胃病、肥厚性分泌性胃病、病毒性胃肠炎、过敏性胃肠炎、嗜酸性胃肠炎、成人乳糜泻、热带性乳糜泻、肠道细菌过度生长、肠道寄生虫感染、Whipple病和系统性红斑狼疮等。

临床上凡是不明原因的低蛋白血症，如能排除肝、肾疾病所致的营养不良或消耗性疾病，即应怀疑本病；如伴有胃肠道疾病的表现，更应考虑本病。

（武金宝　王　晶）

60. 何谓小肠良性肿瘤与肿瘤样病变？

答：小肠良性肿瘤虽发病率低，但种类甚多。我国学者对2012例小肠良性肿瘤分析显示，小肠良性肿瘤发生部位依次为回肠占43%，空肠35.9%，位于十二指肠者仅占21.1%。肿瘤类型依次为平滑肌瘤、脂肪瘤、腺瘤和血管瘤，而纤维瘤、神经纤维瘤和淋巴管瘤等则罕见。小肠良性肿瘤可发生在任何年龄，但以40～60岁易见，男、女发病率相近。主要临床表现为消化道出血、腹痛、腹部包块和肠梗阻，但均缺乏特异性。小肠良性肿瘤的诊断较为困难，主要原因是目前尚缺乏较方便的理想检查手段。小肠的扩张性较好，内容物为稀薄液体，多数生长较慢的良性肿瘤可很长时间无明显的症状。对有以下临床表现者需高度警惕小肠肿瘤的可能。

① 原因不明的小肠梗阻，尤其是反复发作的不完全性小肠梗阻，并可以排除术后肠粘连和腹壁疝的患者。

② 原因不明的多次消化道出血，或伴有贫血表现而无胃及结肠病变的患者。

③ 原因不明的下腹部或脐周肿块患者。

小肠的肿瘤样病变主要是异位胰腺和小肠内疝等形态像肿瘤而非肿瘤的病变。异位胰腺绝大多数位于十二指肠，亦可见于空肠、回肠。异位胰腺的表面有溃疡时，可导致消化道出血；环周分布的异位胰腺可致肠梗阻，如有临床症状，并经上消化道钡餐、胶囊内镜或者小肠镜检发现病灶者，应予手术治疗为宜。

（武金宝　任丽梅）

61. 如何诊断小肠肿瘤？

答：小肠约占胃肠道长度的3/4，其黏膜面积占消化道总面积的90%，但小肠肿瘤却很少见。占胃肠道肿瘤的3%～6%，而小肠原发性恶性肿瘤仅占胃肠道恶性肿瘤的1%～2%。但其真正发病率尚不清楚。由于发病率低，临床表现无特异性，诊断十分困难，一旦症状出现，多属晚期。据国内资料统计，小肠肿瘤以恶性肿瘤居多，约占3/4，良性肿瘤约占1/4。男女发病率约1.64：1，发病年龄多在40岁以上，以50～70岁为多见。

小肠肿瘤的常见临床表现取决于肿瘤的类型、并发症、瘤体的大小和部位等，一般认为，小肠肿瘤的主要临床表现有腹痛、消化道出血、腹部肿块和不全性肠梗阻等，但对确定肿瘤性质无明显鉴别意义。多数小肠肿瘤患者，不论良性、恶性，多因腹痛、黑粪或便血就诊。如初步诊查排除了常见的病因，或全面检查仍未能作出诊断，应考虑到有小肠肿瘤的可能，而需要做进一步检查。

首选做腹部B超检查，观察小肠区域内有无异常肿块，肠系膜淋巴结是否肿大。进一步可做肠道X线检查，如疑十二指肠病变可做低张十二指肠造影。空回肠钡餐检查的阳性率较低，因为小肠内容物运行较快，且小肠冗长，在腹腔内迂迴使影像前后重叠，难以辨别；有消化道出血，出血量估计每分钟超过3～5ml者，可作选择性腹腔和肠系膜上动脉造影，以对出血病灶定位。

小肠镜和胶囊内镜都可以对整个小肠进行观察，其中胶囊内镜操作简单，但缺点是对有梗阻可能的患者不宜使用，小肠镜不仅操作困难，而且耗时、昂贵，而且整个小肠检查往往需要分步进行，即先选择经口或经肛门，先做一半小肠，然后择期做余下部分小肠的检查。

（武金宝　任丽梅）

62.消化道手术前为何要插胃管？

答：消化道手术前插胃管的目的有三条。①减少胃肠胀气：通过胃管可以排出胃内的气体，便于医生的手术操作和手术视野的显露。②便于手术后观察：可以通过胃管引流出液体的颜色，了解病情变化，如引流出大量红色的液体，就应考虑患者有活动性出血，提示医生及时进行处理。③减轻术后腹胀：手术后吸出胃肠内气体和液体，降低胃肠内张力。以减轻腹胀；减少缝线张力，缓解切口疼痛；促进伤口愈合；改善胃肠壁血液循环，促进消化功能恢复。

插胃管时的注意事项：插胃管前应耐心解释插管的目的和配合要点，以缓解患者的紧张心理。插胃管时让患者配合做腹式呼吸以分散注意力，缓解紧张引起的呕吐、咳嗽等不适，提高插管的成功率。

胃管要经过咽部、食管到达胃部或十二指肠，插入深度为

55～65cm。其中从咽部到食管开口是胃管能否顺利插入的关键。因为气管和食管共同开口于咽部，吞咽时气管开口关闭以避免食物进入气道。所以上胃管时让患者取半坐卧位或者坐位，并嘱患者做吞咽动作时顺势插管，可以避免胃管误入气管。

胃肠减压期间患者应禁食、禁水。每天2次口腔护理，减少口腔感染机会。因胃管刺激鼻咽部，患者不敢咳嗽、排痰，可鼓励患者每日做深呼吸4次，预防肺部并发症。同时要妥善固定胃管，避免胃管摆动引起的咽部不适感。

（杨艳琴）

63. 哪些患者需要急诊洗胃？

答：洗胃是指将一定成分的液体灌入胃内，液体与胃内容物混合后再抽出，如此反复多次，以达到清除胃内毒物或刺激物，减少毒物的吸收，利用不同的灌洗液中和毒物，达到解毒的目的。常用于吞服有机磷、无机磷、生物碱、巴比妥类药物等的急性中毒。洗胃对急性中毒患者是一项极其重要的抢救措施。可以根据病情选择口服催吐法、胃管洗胃法、剖腹洗胃法和导泻法。本文主要讨论口服催吐法、胃管洗胃法。

（1）口服催吐法　适用于神志清楚的患者；口服毒药的时间在2h以内；现场自救无胃管时，可起到一定的效果。

基本方法：患者取坐位，多次饮用洗胃液300～500ml，至患者出现饱腹感后，取压舌板刺激咽后壁，即可引起反射性呕吐，排出洗胃液和胃内容物至无味为止。但对于神志不清者、抽搐、惊厥未控制之前、患者不合作以及服腐蚀性毒物及不明制品等急性中毒；合并上消化道出血、主动脉瘤和食管静脉曲张患者，就不适合了。

（2）胃管洗胃法　适用于催吐洗胃法无效或有意识障碍者、不合作者、需留取胃液标本送毒物分析的患者。有经口插管及经鼻腔插管两种方法。

成人胃管插管深度55～65cm，即胃管插入的长度是耳垂到鼻尖的距离加上鼻尖到剑突的距离。插胃管时，患者取左侧卧位，也可采用平卧位。

禁忌证：对强酸、强碱及其他消化道有明显腐蚀性作用的毒物中毒；伴有消化道出血，食管静脉曲张、主动脉瘤、严重的心脏疾病和中毒诱发惊厥未控制者。

洗胃的注意事项有以下几点。

① 彻底和反复是洗胃的基本原则，同时，需和吸附、导泻、灌肠等配合治疗。

② 需注意洗胃用药禁忌和最宜洗胃用药，如对硫磷和马拉硫磷中毒，禁用高锰酸钾溶液洗胃；敌百虫中毒禁用碱性溶液，如肥皂水或碳酸氢钠溶液洗胃；而强酸、强碱中毒者一般禁忌洗胃。一般洗胃溶液应用的原则是中和、吸附毒物或与毒物发生化学反应减低其毒性，根据毒物的理化性质应用适宜的洗胃液减少及减缓毒物在胃肠道的溶解与吸收。

③ 洗胃液温度为35～38℃。温度过低可刺激毛细血管收缩，导致寒战，增加耗氧量，刺激胃蠕动，促进毒物排向远端肠道，增加毒物吸收；温度过高可导致胃内血管扩张，增加毒物吸收，而加重病情。

④ 如使用电动洗胃机洗胃，应注意压力不宜过大，应保持在13.5kPa以下，以免损伤胃黏膜；每次灌入的液体量为300～500ml，如灌入液体过多，易产生急性胃扩张，胃内压上升增加毒物吸收，液体可从鼻腔内涌出而引起窒息。同时，急性胃扩张兴奋迷走神经可引起反射性心跳骤停。

（陈彩平）

 64.胃十二指肠溃疡什么情况下需要手术？

答：胃十二指肠溃疡是消化科常见的疾病，其发病率较高，一般经内科正规的保守治疗后，大多数患者可以得到满意治疗效果的。但是，也有一少部分患者，经内科治疗后没有明显效果或反复发作等，这时就需要外科进行干预手术治疗。那么，胃十二指肠溃疡出现什么情况下才需要手术治疗呢？

① 经正规的抗幽门螺杆菌措施在内的系统内科治疗无效的顽固性溃疡，如溃疡不愈合或愈合后短期内复发者。胃十二指肠溃疡的发生是多个因素综合作用的结果，其中最重要的是胃酸分泌异常、幽门螺杆菌感染和黏膜防御机制的破坏。当针对上述因素进行治疗无效或短期内复发者，就要手术治疗。

② 发生并发症，如溃疡出血、瘢痕性幽门梗阻、溃疡穿孔及溃疡穿透至胃肠壁外者。

③ 溃疡病灶直径大于2.5cm的巨大溃疡或高位溃疡：一般较小的溃疡经内科保守治疗多可愈合，但溃疡面过大或位置较高，内科治疗无法使溃疡愈合时，也需要外科手术治疗。

④ 胃、十二指肠复合性溃疡：当在一个患者中既有胃溃疡、又有十二指肠溃疡时，单纯靠内科治疗很难治愈，需要进行外科治疗。

⑤ 溃疡不能除外恶变或已经恶变者：有很多胃溃疡经久不愈，久而久之就有可能癌变，或者经检查证实胃溃疡已经发生癌变，需要手术治疗。

（林利军）

65.胃十二指肠溃疡手术后要注意哪些问题？

答：胃十二指肠溃疡手术虽然在临床应用很多年，现在已经是很规范的手术了，而且随着科学技术的发展和手术技术的提高，术后并发症的发生率已经降至很低了。但是，因为个体的差异和病情与病期的不同，还会有一定比率的并发症发生。所以只有充分了胃十二指肠溃疡手术的手术后并发症，才能针对并发症的发生，告知或指导患者及家属需要注意哪些问题。术后并发症分早期并发症和远期并发症。早期的并发症有上消化道出血、胃排空障碍、吻合口破裂或吻合口瘘、十二指肠残端破裂或漏、肠梗阻。远期并发症有碱性反流性胃炎、倾倒综合征、溃疡复发、营养性并发症、迷走神经切断术后腹泻和残胃癌等。

（林利军）

 66.胃癌与胃十二指肠溃疡的手术有什么不一样?

答：胃癌与胃、十二指肠溃疡是两种性质不同的疾病，一个是良性病变，另一个是恶性肿瘤。所以，手术的目的不同，术中的操作也有所不同。

（1）胃癌　是恶性肿瘤，手术要求严格，不但要彻底切除病灶，而且要做到病灶周围淋巴结，以及远处淋巴结的清扫。手术方式甚至有根治术1、根治术2、根治术3等。手术做得也比较大，术后并发症相对较多。并且术中操作要注意无瘤操作，避免因操作带来的远处转移或种植转移。预后较差。

（2）胃十二指肠溃疡　是良性病变，其术式有Billroth（毕罗）Ⅰ式和Billroth（毕罗）Ⅱ式，术后不用考虑到淋巴结清扫与无瘤操作的诸多问题。手术做得比较小，手术后的并发症相对来说也较少，也不会存在转移等并发症，而且预后较好。

（林利军）

 67.幽门梗阻的患者为何也要洗胃?

答：幽门梗阻是指胃的幽门局部的炎症水肿、幽门括约肌痉挛或瘢痕，引起的食物和胃液通过障碍，常由胃十二指肠溃疡或肿瘤等所致的病变。在临床上可分为完全性梗阻和不完全性梗阻两大类。由胃十二指肠溃疡愈合后的瘢痕挛缩形成或肿瘤引起的梗阻常为完全性梗阻，常需要手术治疗；对于炎症水肿、幽门括约肌痉挛引起的梗阻多可以通过非手术治疗获愈。

幽门梗阻的全身治疗包括积极改善全身营养状态、纠正水及电解质平衡紊乱、纠正贫血及低蛋白血症。局部的治疗可以采用温生理盐水洗胃。其目的一是清除胃内未消化的食物，二是减轻胃窦部黏膜的水肿。

具体方法为：一般应在术前3d，插入胃管后，灌注5%温生理盐水1000～1500ml分次洗胃。对于炎症水肿、幽门括约肌痉挛患者经过几天洗胃后，梗阻是可以缓解的，对于不能缓解者，应该考虑手术治疗。

（陈彩平）

68.哪些肠梗阻需要手术治疗？

答：肠梗阻是外科的常见病症之一，是由于肠内容物不能正常运行、顺利通过而引起的疾病。肠梗阻的病因很多，根据不同的病因可以分为机械性肠梗阻、动力性肠梗阻、血运行肠梗阻、单纯性肠梗阻和绞窄性肠梗阻。大部分肠梗阻通过禁食禁水、持续胃肠减压、抗炎、对症治疗后好转。但是有一小部分肠梗阻的患者，通过保守治疗无效，并且病情进行性加重，这部分肠梗阻就需要手术治疗，包括各种类型的绞窄性肠梗阻、肿瘤及先天性畸形引起的肠梗阻以及非手术治疗无效的患者。

（1）绞窄性肠梗阻 是因为肠管血运发生障碍，这类肠梗阻若不及时手术解除梗阻，就会出现肠管血运障碍，肠管坏死，并因肠道菌群移位和毒素的吸收而出现感染中毒性休克，甚至死亡。所以，这一类型肠梗阻需要手术治疗。

（2）肿瘤及先天性畸形引起的肠梗阻 肠道肿瘤和先天畸形引起的肠梗阻会使肠腔进行性变小、狭窄，引起的肠梗阻都是器质性肠梗阻，一般通过非手术治疗无效，均需手术治疗。

（3）非手术治疗无效的患者　顾名思义，经过禁食禁水、胃肠减压、抗炎和补液等对症治疗无效者，也需要进行手术治疗。

（林利军）

 69.手术能彻底治愈肠梗阻吗？

答：肠梗阻治疗方式的选择主要取决于肠梗阻的类型。其治疗可分非手术治疗和手术治疗。肠梗阻可通过非手术治疗治愈或缓解。只有一部分患者通过保守治疗无效后，最终需要手术治疗。手术治疗肠梗阻是最后的选择方式。根据引起肠梗阻的原因，选择针对解除病因的手术治疗，如肠粘连松解术、肠切开取出异物术、肠套叠或肠扭转复位术、肠切除吻合术、肠短路手术、肠造口或肠外置术和肠排列术等。

虽然腹腔手术本身就有肠粘连、肠梗阻等并发症的可能，但是，手术治疗是治疗肠梗阻最后的一种有效的治疗方法，通过手术可以松解粘连、解除梗阻，最终达到临床治愈的目的。所以说，手术是有可能彻底治愈肠梗阻的。

（林利军）

 70.B超可以诊断阑尾炎吗？

答：阑尾炎是外科的常见疾病，多数凭临床表现可诊断，但仍有约30%的患者术前诊断有一定困难，其误诊率可达20%～25%。有作者试图用腹部X线平片、钡剂灌肠和CT来提高诊断率，其结果并不满意。1986年国内首先报告超声诊断阑尾炎以来，这项技术已经在国内广泛开展，对阑尾炎的诊断和鉴别诊断提供了新的方法。

由于超声波的物理特性和有效分辨率的限制，在正常情况下，肠袢不能构成良好的反射界面，因此，长期以来，超声多用于实质性脏器疾病的诊断，而在空腔脏器的应用受到了限制。

阑尾由于是空腔脏器，故认为不能被超声所显示。但研究发现，阑尾有炎症后使管壁水肿、增厚、直径增粗；阑尾梗阻使腔内积液、积脓，产生了新的反射界面，超声显像即能显示病变的阑尾声像图。

阑尾炎在超声下的表现有三种。

① 阑尾炎声像图：可以显示阑尾的直径、长度和位置。

② 液体征象：可以显示阑尾周围的液体情况。

③ 脓肿声像图：显示为非均质性回声区，边缘不明确，回声较杂乱，可见脓液的无回声区，可显示阑尾炎声像图，见于阑尾周围脓肿。

超声对急性阑尾炎的诊断正确可达90%以上，随着阑尾炎症程度的加重，其诊断率逐步提高；而对慢性阑尾炎和急性单纯性阑尾炎的诊断率不高。

（纪光伟）

 ## 71.阑尾炎都需要手术治疗吗？

答：阑尾炎是外科临床，尤其是普外科常见病、多发病之一，是最多见的急腹症。阑尾炎分为急性阑尾炎、慢性阑尾炎、特殊类型阑尾炎（新生儿急性阑尾炎、小儿急性阑尾炎、妊娠期急性阑尾炎、老年人急性阑尾炎、AIDS/HIV感染患者的阑尾炎）。

对于急性阑尾炎一般应采取手术治疗。但有一部分首次发作的单纯性阑尾炎，症状较轻、体征不重、炎症局限、白细胞和中性粒细胞在正常范围内，且不伴发热等全身表现，以及患者不愿接受手术治疗或客观条件不允许，或伴存其他严重器质性疾病有手术禁忌证者，可行非手术治疗。主要采取的治疗措施有：选择有效的抗生素和补液治疗。也可经肛门直肠内给予抗生素栓剂以及中药治疗。所以说，阑尾炎要以手术为主，其他治疗为辅。

（林利军）

72.急性阑尾炎为何要请妇产科会诊？

答：在临床上，女性的急性阑尾炎常常要请妇产科会诊，这在许多医院甚至成为了不成文的规定，这是为什么呢？

急性阑尾炎常表现为转移性腹痛，伴有恶心、呕吐、发热。体检可以发现右下腹压痛、反跳痛。化验检查常提示白细胞增高，但由于临床上对急性阑尾炎的诊断缺乏有效的确诊手段，因此，诊断常常是经验性诊断。而卵巢和输卵管的病变引起的疼痛也常在下腹部，需要与异位妊娠、卵巢囊肿蒂扭转鉴别，因此，女性右下腹疼痛的患者是容易发生误诊的。

女性腹痛患者，一定要询问月经史，有无停经史，以及近期有无服用避孕药史，既往是否有右侧附件区包块的病史。异位妊娠的妇女一般会有停经史，多有阴道不规则出血。

对于妇科疾病引起的阴道出血，许多女性误认为是月经，可以有腹痛，腹部检查有压痛、反跳痛，脉搏增快，血压下降，但是阑尾炎的患者妇科检查不会出现宫颈触痛、抬举痛，以及患侧附件区压痛，由此可见，妇科检查在阑尾炎的鉴别诊断中有着重要的意义。

另外，查尿中的绒毛膜促性腺激素（HCG）对诊断妊娠更有意义，如果阴性可排除妊娠，如果能检查血HCG则更为准确，但异位妊娠的患者一般不会出现发热、白细胞增高，可有助于鉴别诊断；与卵巢囊肿蒂扭转的鉴别方法是腹部剧烈的疼痛，且疼痛部位固定，妇科检查在患侧附件区可扪及明显包块，压痛明显，但腹部检查麦氏点无压痛或压痛不明显，对侧附件区未扪及包块、无压痛，超声检查有助于诊断。

（赵　敏）

73.结直肠癌手术术前如何做好全身准备？

答：在外科治疗过程中，术前准备非常重要，无论什么患者，无论什么疾病，无论手术大小，都需要做好术前准备。术前准备的充分与否是决定手术成败的关键。尤其做胃肠道手术，更要做好充分的准备。特别是在结直肠癌手术之前准备更为重要，包括全身准备和肠道准备。

全身准备主要是做好患者的身体状态纠正的准备。因为患者长期进食不好以及自身的消耗或恶性肿瘤对机体营养的吸收。往往患者呈虚弱、衰竭甚至恶病质状态，这时在手术前就需要积极纠正患者的营养不良、低蛋白血症和维生素缺乏等。包括给予高热量少渣饮食。如有贫血、低蛋白血症，应在术前输血。对有脱水及水、电解质平衡失调的患者，应予以纠正。由于肠道功能紊乱及肠道杀菌药的应用，使维生素的吸收减少及合成能力降低，所以，要补充足够的B族维生素、维生素C和维生素K。肠结核患者应行抗结核治疗。

（林利军）

74. 结肠手术术前应该怎样做肠道准备？

答：结肠内有大量的细菌，约占粪便比例的1/3。其中厌氧菌与需氧菌数目之比约3000：1，厌氧菌中以脆弱杆菌最多，其次为双歧杆菌等。需氧菌以结肠杆菌最多，其次为乳酸杆菌等。结肠手术术前充分的肠道准备可有效减少肠道细菌，避免术中污染和术后感染，有利于吻合口和切口的愈合，提高手术的成功率。

结肠手术的术前肠道准备分为两个方面：一般准备和肠道清洁。

一般准备：①术前3d进少渣半流质饮食，术前2d进流质饮食，术前12h禁食、4～6h禁水。②术前3d口服抗生素，如甲硝唑或环丙沙星等。

常用的肠道清洁方法有三种，可以根据情况选择其中的一种：

（1）传统肠道准备法　①术前3d，每天上午用15g番泻叶泡水500ml饮用；亦可术前2d口服15～20g硫酸镁或30ml石蜡油。②术前2d晚用1%～2%肥皂水灌肠一次，术前1d晚清洁灌肠。

（2）全肠道灌洗法 将适量氯化钠、碳酸氢钠、氯化钾溶解于37℃温水中，配成等渗平衡电解质液，总量达6000ml以上，于术前12～14h开始口服，引起容量性腹泻，以达到彻底清洁肠道的目的。开始口服灌洗液的速度应达2000～3000ml/h，开始排便后，减慢速度至1000～1500ml/h，直至排出无渣、清水样粪便，全过程需3～4h。

（3）口服甘露醇肠道准备法 术前1d午餐后0.5～2h内口服20%甘露醇250ml，半小时后口服5%葡萄糖盐溶液1000～1500ml。

（刘淑芳）

 75.什么样的痔需要做手术？

答：痔是常见病、多发病，发病率较高。痔的治疗不是见痔就治，而是有一定的治疗原则。治疗痔有以下三个原则。

① 没有症状的痔不用治疗。

② 有症状的痔主要是减轻或消除症状，而不是进行根治。

③ 以保守治疗为主，手术治疗为辅。

需要手术治疗的痔包括以下几种。

① 保守治疗无效的血栓性外痔。

② 部分Ⅱ度、Ⅲ度、Ⅳ度内痔和混合痔、嵌顿痔。

③ 外痔一般只需要单纯切除就可以了，不用过度手术治疗。

④ 血栓性外痔需要做血栓剥离术。

⑤ 单纯内痔可以行缝扎术。

⑥ 部分保守治疗无效的Ⅱ度、Ⅲ度、Ⅳ度内痔及混合痔，需要做外剥内扎术或PPH手术。

（林利军）

76. 肛裂手术可以彻底治愈吗?

答：肛裂是齿状线以下肛管皮肤的裂口，裂口深达皮下层，裂口长期不愈。

裂口的方向与肛管纵轴平行，长0.5～1.0cm，呈梭形或椭圆形，常引起肛周剧痛。肛裂多见于青中年人，绝大多数肛裂发生在肛管的后正中线上，也可在前正中线上，侧方很少出现肛裂。若侧方出现肛裂应想到伴有其他肠道炎性疾病（如结核、溃疡性结肠炎及克罗恩病等）或肿瘤的可能。肛裂的治疗分为保守治疗和手术治疗。对于急性或初发肛裂可用坐浴和润便的方法治疗；慢性肛裂可用坐浴、润便加以扩肛的方法；对经久不愈、保守治疗无效且症状较重者可采用手术治疗。

手术治疗包括肛裂切除术和肛管内括约肌切断术。肛裂切除术是切除全部增生的裂缘、前哨痔、肥大的肛乳头、发炎的隐窝和深部的腐败组织，直至暴露肛管括约肌，可同时切断部分外括约肌的皮下部或内括约肌，创面敞开引流。缺点为愈合较慢。肛管内括约肌切断术是指在肛管的一侧距肛缘1～1.5cm做小切口达内括约肌下缘，确定括约肌间沟后分离内括约肌至齿状线，剪断内括约肌，然后扩张至4指，电烧或压迫止血后缝合切口，可一并切除肥大肛乳头、前哨痔，肛裂在数周后自行愈合，该方法治愈率高，但是，手术不当可导致肛门失禁。所以说，肛裂是可以手术彻底治愈的。

（林利军）

患者咨询常见问题与解答丛书——消化科

77. 肛周脓肿和肛瘘手术为什么会复发?

答：肛周脓肿的全称是直肠肛管周围脓肿，是指直肠肛管周围软组织内，或其周围间隙发生的急性化脓性感染，并形成脓肿。脓肿破溃或切开引流后常形成肛瘘。脓肿是肛管直肠周围炎症的急性期表现，而肛瘘则为其慢性期表现。所以说肛周脓肿和肛瘘是相同疾病在不同时期的不同表现和不同名称。绝大部分直肠肛管周围脓肿由肛腺感染引起。肛腺开口于肛窦，多位于内、外括约肌之间。因肛窦开口向上，腹泻和便秘时易引发肛窦炎，感染延及肛腺后首先易发生括约肌间感染。所以，在手术治疗肛周脓肿与肛瘘时，最关键的问题是找到病灶，也就是肛周脓肿与肛瘘的内口，其内口就是感染的肛窦与肛腺。只有找到内口，彻底切开内口，去除病灶后才不会复发。若是手术仅仅是为了脓肿切开引流和切除肛瘘瘘管与外口，手术后就会复发。

（林利军）

 ## 78.肛乳头瘤手术治疗会不会复发？

答：肛乳头是肛管直肠内的一个正常解剖结构。肛乳头经长时间的摩擦刺激，肛乳头开始出现慢性纤维化的炎性增生性病变，称为肛乳头炎，又称为肛乳头肥大症。肛乳头炎常与肛窦炎并发，是肛裂、肛瘘等的常见并发症，肛乳头重度纤维化增殖，又称为肛乳头纤维瘤，简称为肛乳头瘤。肛乳头瘤的手术方法有肛乳头瘤结扎切除术和肛乳头瘤电烧术等。如去除病因，肛乳头瘤手术后一般不会复发。

（林利军）

 ## 79.直肠脱垂手术后需要注意哪些问题？

答：直肠脱垂是指直肠壁部分或全层向下移位。直肠壁部分下移，即直肠黏膜下移，称为黏膜脱垂或不完全脱垂；直肠壁全层下移称为完全脱垂。若下移的直肠壁在肛管直肠腔内称为内脱垂；下移到肛门外称为外脱垂。

手术治疗有四种途径，分别为经腹部、经会阴、经腹会阴和经骶部。

常用的手术方法有：将脱垂的直肠悬吊固定、脱出的肠管切除术、直肠前壁折叠术与肛门紧缩术。现在用吻合器痔上黏膜环切术（PPH）治疗直肠脱垂效果也比较理想。

手术后需要注意的事项有：①避免腹泻和便秘；②避免感染；③避免出血；④避免发生肠梗阻和粪嵌塞；⑤避免发生尿潴留等。因为这些都是导致手术失败的原因。

（林利军）

80.痔病患者为何会出现肛门瘙痒？

答：经常有痔病患者抱怨经常出现肛门的奇痒。为什么痔病可以引起肛门瘙痒呢？

肠道的黏膜可以分泌肠液，一般说来，小肠分泌的是酸性液体，结肠分泌的是碱性的液体。这些肠液为什么不会流出来呢？这是由于在肛门四周有一圈环行的肌肉包绕着，称为肛门括约肌。在平时，由于括约肌的作用，肛门是闭合的；当人们得了痔病时，痔核嵌在肛门括约肌中，使得肛门闭合不全，结肠的碱性肠液就有机可乘，沿着痔核流了出来。这些碱性液体对于肛门周围的皮肤会产生刺激，而形成了肛门瘙痒。

那么，如何预防和治疗呢？第一，应保持良好的大便习惯，养成每天早上解一次大便的习惯；第二，避免形成便秘，除了在饮食上注意多吃一些富含纤维的食物，并可服用蜂蜜和香蕉，同时，应尽量不用或少用果导片等导泻药，以免形成恶性循环；第三，用温淡盐水坐浴，每次10～15min，每天1～2次，尤其是应在大便以后坐浴，可以消除痔核的水肿，促使痔核的回收，可缓解肛门瘙痒。对严重的痔病可考虑手术治疗。

（纪光伟）

81.肛门瘙痒症需要手术治疗吗?

答：肛门瘙痒症是一种常见的肛周局部病变。病变以肛门周围为主，病变可以延及会阴、外阴或阴囊后方。以瘙痒症状为主，可以伴有局部组织水肿、渗出，病变时间较久，局部皮肤组织苍白、增厚发生纤维化。发病年龄以20～40岁的中青年为多见，老年和青少年发病较少。其发病具体原因不详。与辛辣刺激性食物有关。外界环境的改变也是诱发该病发生的一个因素，如潮湿、摩擦等。治疗以药物治疗为主，一般采用脱敏药物与H_2受体拮抗剂治疗，可好转，但常常复发，不易彻底根治。如经口服药物治疗效果欠佳，可以采取局部注射封闭治疗、小针刀治疗或手术治疗。手术治疗方法有：瘙痒皮肤皮下剥离术、叶状皮肤切除术、切除缝合术、切除皮肤移植术和肛周皮下神经离断术等。因此，部分肛门瘙痒症是可以手术治疗的。

（林利军）

 82.溃疡性结肠炎手术治疗能彻底治愈吗?

答：溃疡性结肠炎是发生在结直肠黏膜层的一种弥漫性的炎症性病变。人们通常将溃疡性结肠炎和克罗恩病统称为非特异性结肠炎。它可发生在结肠、直肠的任何部位，其中以直肠和乙状结肠最为常见，也可累及结肠的其他部位或整个结肠，少数情况下也可累及回肠末端。病变多局限在黏膜层和黏膜下层，肠壁增厚不明显，表现为黏膜的大片水肿、充血、糜烂和溃疡形成。少数患者因直肠受累而引起里急后重。溃疡性结肠炎通常通过保守治疗可控制病情甚至可以治愈。如果保守治疗无效，可行外科手术治疗。外科手术治疗的适应证有：经长期内科系统正规治疗无效的溃疡性结肠炎；儿童患者需要长期激素治疗影响生长发育的；溃疡性结肠炎并有肠腔狭窄、肠梗阻和下消化道出血等严重并发症者；暴发性急性病变、中毒性巨结肠内科治疗无效，需要急诊手术挽救患者生命的；病理活检证实有癌变或有中度至重度不典型增生者，以上情况均需手术治疗。如果去除诱因，多数患者的并发症经手术治疗后可以治愈。

（林利军）

83.肛周疾病手术后为什么需要坐浴？

答：肛门周围由于其部位和功能的特殊性，其疾病的表现、手术方法和术后处理有一定的自己特点。因为肛周部位褶皱较多，不易擦拭干净，不易清洁，易发生感染。所以肛周手术后的处理尤为重要，也具有自己的特殊性。肛周疾病手术后除了常规的换药后，还需要每日温淡盐水坐浴。热水坐浴的目的是：①清洁肛周及肛周切口，预防感染；②促进肛周血液循环，促进炎症吸收，促进切口愈合；③缓解括约肌收缩和痉挛，减轻疼痛；④消除水肿。因此，肛周手术后要用温淡盐水坐浴。

（林利军）

84.肠套叠什么情况下要手术治疗？

答：肠套叠是引起小儿肠梗阻的常见原因，80%发生于2岁以下的儿童。在日常生活和临床工作中遇到小儿哭闹，还伴有呕吐和果酱样血便，首先要考虑到肠套叠的可能。腹部疼痛、血便和腹部包块为本病的三大表现。其常见的症状是突然发生的剧烈的阵发性腹痛，患儿有阵发性哭闹不安、呕吐和果酱样血便。腹部可触摸到腊肠形、表面光滑、可以活动、且有压痛的包块。患儿出现上述症状后，要想到肠套叠的可能，需要做腹部透视、腹部超声检查，必要时做空气或钡剂灌肠X线检查。明确诊断为肠套叠后，在6h内首先要试行手法复位。当出现下面情况时，需要进行手术治疗。如肠套叠不能复位，或病期已超过48h，或怀疑有肠坏死，或空气灌肠复位后出现腹膜刺激征及全身情况恶化，都应行手术治疗。

（林利军）

 85.怎样治疗便秘？

答：便秘是一组症状而不是一种疾病。根据个人习惯，无论排便间隔多长时间，只要排除通畅、无痛苦，就不能视为便秘。当排便间隔延长，伴有大便干燥硬结、排出困难、排便后有残留感或不适感、腹满坠胀和头晕乏力等痛苦症状时才能称为便秘。只要具有上述症状，即使一日排便一次或多次，也要视为便秘。便秘的治疗分保守治疗和手术治疗。一部分便秘是可以手术治疗的。多数便秘可以通过非手术治疗而缓解症状。其非手术治疗的适应证有单纯性便秘、习惯性便秘与老年性便秘。药物治疗一般应益气养阴，健脾滋肾，润肠通便，健胃消食。结合改变饮食习惯，多食含粗纤维素食物，适当运动锻炼。

（林利军）

 86.能够手术治疗便秘吗？

答：便秘根据其病因可分为结肠慢传输型便秘（slow transit constipation，STC）、出口梗阻型便秘（outlet obstruction constipation，OC）和混合型便秘（mixed constipation，MC）三种。便秘的治疗主要是非手术治疗，对于严重的、非手术治疗效果不好者，可考虑手术治疗。

（1）**慢传输型便秘**　是以结肠运动功能减弱为特征的一类顽固性便秘，表现为粪便在结肠中的传输速率异常减慢，无便意，大便次数明显减少。患者常有典型的便秘，伴或不伴腹胀，常无直肠胀满感。结肠全切除术或次全切除术为治疗结肠慢传输型便秘的主要方法，效果良好。

（2）出口梗阻型便秘（也叫直肠性便秘）是指由于直肠及肛管病变引起的排便困难，其梗阻仅在排便动作时才明显，安静状态下多无异常表现。常见的表现为排便困难、排便不尽感、里急后重、大便干燥或不干燥亦难排出。出口梗阻型便秘不是次数少，而是量少。常见于直肠前突、直肠内脱垂、内套叠、会阴下降综合征、盆底痉挛综合征、耻骨直肠肌肥厚综合征和直肠慢性溃疡综合征。在治疗出口梗阻型便秘应针对不同患者，制定不同的手术方案。如：对直肠黏膜脱垂，采取直肠黏膜排列结扎法；对直肠前突，采用直肠黏膜切开前壁修补术；对耻骨直肠肌痉挛，行耻骨直肠肌部分切除；对盆底肌松弛，采用直肠悬吊加固术等。

（3）混合型便秘　同时具备慢传输型便秘与出口梗阻型便秘的特点。手术可针对两种病因设计手术方案，在行结肠次全切除治疗结肠慢传输性便秘的同时，针对各种不同的出口梗阻的病因进行治疗，对伴有直肠黏膜脱垂者，切除部分直肠及多余的黏膜，解除了黏膜脱垂所造成的梗阻症状；会阴下降的患者多伴有盆底脏器的下垂，如直肠内脱垂和子宫脱垂等，可行子宫悬吊可缓解会阴体下降；对伴直肠前突者，可行直肠大部切除后，切除薄弱的直肠前壁。

（纪光伟）

患者咨询常见问题与解答丛书——消化科

87. 怎样认识痔？

答：俗话说，十人九痔。这说明痔的发病率很高，同时也是长期困扰人们学习、工作与生活的常见病之一。

痔是最常见的肛肠疾病，其发病率占肛肠疾病发病总人数的87.25%。以前人们是根据中医的叫法都称之为痔疮，现在正规的名称应该为痔。痔的发病原因与个人的生活饮食习惯、职业工作因素、遗传因素，以及其他疾病有关。痔分为外痔、内痔、混合痔和嵌顿痔等。外痔除了在肛周有皮赘出现，没有并发症的情况下，没有任何症状，当发生血栓时会出现皮赘增大和疼痛；内痔为无痛性便新鲜血，重者伴内痔痔核脱出；单纯的混合痔除了肛周有皮赘之外，也可以没有任何症状，或伴有肛周潮湿不洁。

关于痔的治疗，现在主张没有症状的外痔不用治疗；Ⅰ度、Ⅱ度内痔可以保守治疗；部分保守治疗无效的Ⅱ度内痔和Ⅲ度、Ⅳ度内痔、环状痔与嵌顿痔则需要手术治疗。而且痔不会转变为癌，所以，不要见痔就治、有痔不治，这句话有两个意思：一是没有症状的外痔不用治；二是有了症状要抓紧治，因为有一部分直肠癌患者的表现和内痔表现相似，都是便血，而不一定有脓血便。

（林利军）

 ## 88.PPH是什么？

答：PPH（Procedure for Prolapse and Hemorrhoids）是一种治疗痔病全新的术式。具有创伤小、痛苦少、手术时间短和患者恢复快等优点。PPH的全称是吻合器痔固定术，也称吻合器痔上黏膜环切术，是根据肛垫下移学说创立的一种全新术式。现在得到了广泛推广开展。其方法是通过管状吻合器环形切除距离齿状线2cm以上的直肠黏膜2～4cm，使下移的肛垫上移固定。具有疼痛轻微、住院时间短、术后恢复快和并发症少等优点。但一定要选择好适应证，不是所有痔都适合做PPH。主要适用于Ⅲ度、Ⅳ度内痔，非手术治疗失败的Ⅱ度内痔和环状痔，直肠黏膜脱垂也可采用。

（林利军）

 ## 89.肛周尖锐湿疣手术可以治愈吗？

答：肛周尖锐湿疣是常见的性传播疾病之一，是由人类乳头瘤病毒（HPV）引起的增生性疣状赘生物。它主要是通过性接触直接传染的，也有少部分患者是因为在机体抵抗力低下时，伴有局部皮肤黏膜破溃，破溃的皮肤黏膜接触到带有人类乳头瘤病毒的衣物、用品等感染致病。肛周尖锐湿疣的治疗有局部外用药物治疗、口服药物治疗、注射药物治疗和手术治疗。这里主要说说手术治疗，手术治疗方法是：注射局麻药后，用电刀或是激光将瘤体切除，切除深度是黏膜下，切除范围是距瘤体外缘2mm。手术切除术后配合局部外涂阿昔洛韦软膏是可以治愈的。

（林利军）

90.肛周疾病手术后止痛的方法有什么？

答：因肛门周围有丰富的神经支配，所以部分肛周疾病也伴有剧烈疼痛。如肛裂、血栓性外痔和肛周脓肿等。肛周疾病术后疼痛更是剧烈难忍，并影响到手术治疗的效果和预后。所以，肛周手术后的止痛问显得尤为重要。现在常用的止痛方法有三种，即术后直肠内上栓剂止痛、术后长效局麻药封闭止痛、镇痛泵止痛。

（1）术后直肠内上栓剂止痛　于手术结束后或于疼痛发作早期，取吲哚美辛栓或双氯芬酸钠栓一枚塞入直肠内，止痛效果确切。

（2）术后长效局麻药封闭止痛　有两种局部封闭的长效止痛药物。一种是市场上出售的成药复方利多卡因，可以直接向切口周围的皮下注射；另一种是随时应用临时配制的复方利多卡因，有亚甲蓝、利多卡因、肾上腺素按一定比例配制而成的。这两种效果都比较不错，但要注意注射的深度、范围及用药量等技巧。

（3）镇痛泵止痛　效果确切，但费用较高，有个别患者对血压和精神状态有所影响。

（林利军）

91.结直肠癌手术后需要多长时间复查一次？

答：手术后每3个月复查一次，连续复查2年。2年后每6个月复查一次，5年后每年复查一次。复查内容包括病史、体检、CEA、血常规、大便潜血、肝功能等实验室检查，胸部X线拍片，有时还需要行CT和腹部超声检查，必要时做结肠镜、钡剂灌肠检查和腔内超声等检查。同时还应了解患者的进食情况、排便情况、排尿情况及性功能情况及工作的恢复情况等。

（林利军）

第三篇　胃肠疾病篇

第四篇　中医篇

 1.中医是怎么认识消化系统疾病的?

答: 中医一般把西医所说的消化系统疾病称为"脾胃病"。中医非常重视脾胃,古代名医李东垣有"有胃气则生,无胃气则死"的说法,就是强调脾胃在人生命活动中的重要性。脾胃的重要性是与其功能密切相关的。脾主运化,又主统血,胃主受纳腐熟,两者相互协调,共同完成水谷的消化、吸收和输布,被称为"后天之本"、"气血生化之源"。通俗地说,人体后天生长发育所需要的一切营养物质都由脾胃消化吸收而来,人体五脏六腑要保持正常的功能,都需要脾胃消化吸收的营养物质作为能源和动力。如果脾胃的功能出了问题,就会出现食欲下降、胃胀满,甚至疼痛、恶心、反酸、烧心、打嗝、腹胀、大便不通或腹泻等症状,长期的消化吸收功能障碍,还会出现营养不良和贫血的表现,其他脏腑的功能也会受到影响,很多其他系统疾病的治疗也常常从脾胃入手。

中医理论认为,脾胃病的发生与饮食不节、情绪失调、气候变化的关系密切。吃不卫生的食品、过饥过饱、嗜辛辣油腻等不好的饮食习惯,可能引起呕吐、腹泻、腹胀和胃痛等脾胃病。五脏六腑是一个整体,肝和脾胃的关系尤为密切,情绪失调常常引起肝气不舒,出现胸闷、两胁胀满、常太息等症状,肝气不舒影响脾胃，则会出现不想吃饭、饭后胃胀、打嗝等表现。而气候变化也容易引起或诱发脾胃病，如常见的十二指肠溃疡都在秋冬及冬春季节发作，就是一个很好的例子。所以，在生活中拥有良好的饮食习惯和心理状态，同时注意防寒保暖，对于预防脾胃病的发生很有意义。

中医治疗脾胃病是有优势和特色的。对于消化系统常见的慢性胃炎、消化性溃疡、腹泻和便秘等疾病，根据疾病的不同表现，辨证选方，以消食导滞、疏肝解郁、散寒和胃等为原则，采用理中丸、保和丸、柴胡疏肝散等方剂治疗，能够取得较好的疗效。此外，还有针灸、拔罐等多种方法可以用于脾胃病的治疗。

（赵迎盼）

 2.脾虚气滞的具体表现是什么？

答：中医讲究辨证论治，不同证型选用的治疗药物不同，只有辨对了证，才能选对药，治疗效果才好，这也就是老百姓讲的"药要对证"。不同的疾病会有不同的证型，脾虚气滞就是中医脾胃病中最常见的一种证型。脾虚气滞证会有哪些表现呢？中医理论认为，脾的功能在于运化水谷和生化气血，通俗的说，就是消化吸收人体每天摄入的水分和食物以供人体的需要，脾胃功能不足，就会出现消化吸收障碍和营养不良的表现，如精神疲倦、少气懒言、疲乏无力，食后困倦、食欲缺乏，食后或午后腹胀，大便稀，舌色淡，舌体胖或有齿印等。另一方面，脾胃处在整个人体的中间位置，对"一身之气"有调节疏导的作用，好像"交通枢纽"一样，如果"交通枢纽"出了问题，就会塞车，在人体就会表现为"气机郁滞"，出现胃脘胀满、嗳气、胸闷、两胁胀满等症状。所以，脾虚气滞的表现大体有三个方面：一是消化功能低下的表现，如食后困倦、食欲缺乏、腹胀和大便稀溏；二是营养不良的表现，如精神倦怠、少气懒言、疲乏无力和舌色淡等；三是"气机郁滞"的表现，如胃胀满、打嗝和胸闷等。

（赵迎盼）

3.如何用中医药治疗便秘?

答：首先看一下中医学认为造成便秘的原因。

（1）燥热内结 过食辛辣厚味，过服温补之品等可致阳盛灼阴；热病之后，余热留恋肠胃，耗伤津液；或湿热下注结肠，使肠道燥热，伤津而便秘，这种便秘又称为热秘。

（2）气机郁滞 情志不舒、忧愁思虑、久坐少动、久病卧床等引起气机郁滞，致使结肠传导失职、糟粕内停，而成秘结，又称之为气秘。

（3）津液不足 久病、产后、老年体衰、气血两虚；脾胃内伤、饮水量少，化源不足，病中过于发汗、泻下伤阴等。气虚则结肠转送无力，血虚津亏则结肠滋润失养，使肠道干，便行艰涩，所以称为虚秘。

（4）脾肾阳虚 年高久病，肾阳虚损，阳气不运则阴邪凝结；或素有脾阳不足，又受寒冷攻伐，而致脾肾阳衰，温照无权则寒凝气滞，肠道传送无力，大便艰难，称为冷秘。

针对这几种情况，治疗方案分别为清热通便、理气通便、养阴通便和补肾通便。经典治疗方剂为大承气汤（小承气汤、调胃承气汤）、四磨汤、麻子仁丸和济川煎。但是这些方剂的运用要在经验丰富的中医师的处方下，进行状态评估和调理，使用一段时间。特别注意，便秘是一个身心疾病，吃药的功效最多是50%。服药期间应注意以下几点。

① 保持心情愉快，不要着急、生气，禁止进食辛辣刺激性食物，如水煮鱼之类的。

② 每晚用热水泡脚10min以上，最好按摩脚底15min，同时按

照消化道的顺序按摩腹部15min。

③ 养成良好的排便习惯：早晨起来，首先饮用凉开水（蜂蜜水更佳）一杯，立即上厕所，有没有便意都在厕所坐或蹲5min，形成条件反射，养成良好的排便习惯很重要。

④ 服药后大便可能偏稀或者次数增加，属于正常情况。

⑤ 建议服药4周，后逐渐调整药方，减少通便药物，让身体恢复自身规律，每周5天，剩余2d不服药，逐渐撤药、停药。

（甫　寸）

 4.消化疾病的西医的病名和中医能否对应？

答：简单地说，两者完全对应是不可能的。中医、西医是两种不同的医疗体系，产生在东、西方两种不同的文化背景下，所以理论体系是不相同的。

中医的病，大多数都是以症状命名的，举个简单的例子：患者的主要症状是胃痛，那么这个患者中医的"病"就是胃痛。而西医的病名就可能结合了病因、发病机制和病理变化等多个方面，很少单纯凭症状命名。以胃疼为主要表现的西医的"病"，可能就有胃溃疡、十二指肠溃疡、慢性胃炎和功能性消化不良等。再举个例子：西医中的胃食管反流病，可能出现反酸、烧心、胸痛和咽部异物感等症状，不同患者的表现不一样，甲患者可能反酸最明显，乙患者可能咽部异物感是最主要的症状，从中医的"病"来说，甲患者的中医的"病"是"吐酸"，而乙患者的就是"梅核气"了。所以，西医的病名和中医不能完全对应，我们可以说中医的某种病大体上相当于西医的某种或某几种病，或者说西医的某种病可能是中医的某种或某几种病。

现代中医看病时，既要诊断出中医的"病"，也要诊断出西医的"病"，既要了解疾病的症状表现，也重视西医对疾病病因和发病机制的认识，这样可以更全面了解病情。在诊断清楚"病"的基础上进行辨证治疗。

（赵迎盼）

 ## 5.为什么说中西医的脾是不一样的?

答：中医、西医所说的脾，完全是两个不同的概念，两者字同义不同。西医所说的脾属于解剖学名词，其位置在人体的左上腹，是体内重要的免疫器官，主要参与身体的免疫反应，属于淋巴系统；而中医的脾更强调的是功能，不等于任何一个脏器，在人体中也没有一个具体的位置。一个中医医生说到脾，不是指能在人体进行解剖后看到的那个实体——脾脏，而是中医理论中脾的功能，如前面所说的脾主运化水谷等，脾的功能可能是由胃、肠、肝、胆、胰等器官共同协调作用产生的，应该属于消化系统的范畴。这个混淆始于一百多年前，西医引入中国，国内人员在翻译西医的"Spleen"（也就是现在被称作"脾"的那个解剖实体）时，使用了"脾"这个汉字。

（赵迎盼）

 ## 6.中药可以治疗幽门螺杆菌感染吗?

答：西医治疗幽门螺杆菌感染，采用的是质子泵抑制剂和（或）铋剂加上两种抗生素的三联或四联疗法，使用初期具有很好的治疗效果，但慢慢也出现了问题，现在抗生素的使用非常泛滥，很多抗生素都发生了耐药，不起作用了，因此，西药疗法的根除率不断下降，不能让人满意。科学家在寻求解决的办法，就把目光投向了中药，希望中药可以治疗幽门螺杆菌感染。

国内有很多人进行了这方面的研究，初步的研究发现，某些中药对于在人体外培养的幽门螺杆菌有抑制和杀灭的作用，也有的医生发现在临床中使用中药可以起到杀灭幽门螺杆菌的作用。这些结果说明，中药治疗幽门螺杆菌还是有很好的发展前景的，但仍然需要进一步的研究，才能真正明确中药对于治疗幽门螺杆菌的作用。

所以，目前对幽门螺杆菌进行治疗，还是应该选择采用西药疗法，同时服用具有杀菌作用的中药起辅助作用，治疗效果会更好。

（赵迎盼）

 ## 7.中医的胃痛相当于西医的什么疾病?

答：胃痛又称胃脘痛，顾名思义，就是以上腹胃脘部近心窝处经常发生疼痛为主要症状的疾病。疼痛部位大约胸骨下端（俗称心口窝）附近的疼痛都可以诊断为胃痛。中医认为"不通则痛"，胃痛是受寒、饮食不当或情绪不佳等各种原因，导致胃内气血流通不畅而引起的，相当于西医的胃溃疡、十二指肠溃疡、急性胃炎、急性胃炎、慢性胃炎、功能性消化不良和胰腺炎等疾病。应该注意的是，出现在心口窝附近的疼痛还可能是由胃以外的其他内脏引起的，如心脏、胆囊、胰腺和十二指肠等。因此，一旦出现胃痛，应该及时到医院就诊并进行相关的检查明确诊断。中医经过辨证后，采用散寒止痛、消食导滞和疏肝理气等方法，选择相应的药物治疗，常可收到较好的治疗效果。

（赵迎盼）

 ## 8.中医的腹痛包含了西医消化科的什么疾病?

答：腹痛以胃脘部以下、耻骨联合以上的部位发生疼痛为主要表现，在临床上非常常见，内科、外科和妇科的很多疾病都可以出现腹痛。如胰腺炎、胆囊炎、急性阑尾炎、盆腔炎和异位妊

第四篇 中医篇

娠等。中医认为，腹痛为外感时邪、饮食不节、情志失调及素体阳虚等导致的气机郁滞、脉络痹阻及经脉失养所致。一旦出现腹痛，尤其是持续时间长而不缓解，疼痛比较剧烈的腹痛，应该及时到正规的医院就诊，千万不能因为怕麻烦自己随意服药或忍痛工作。在进行相关的检查除外一些危重的、需要紧急手术处理、可能危及生命的疾病，如急性阑尾炎和宫外孕等疾病，可根据病情采用以中药为主的治疗或配合西药进行辅助治疗，辨证选方用药。如为寒邪内阻型腹痛，应以温中散寒为法，采用良附丸为主方治疗；如属湿热壅滞型腹痛，应以泄热通腑为法，采用大承气汤为主方治疗；如为饮食积滞型腹痛，应以消食导滞为法，采用保和丸或枳实导滞丸治疗；如为中虚脏寒型腹痛，应以温中补虚、和里缓急为法，采用小建中汤为主方治疗；如为气滞血瘀型腹痛，应以疏肝理气、活血化瘀为法，采用柴胡疏肝散及少府逐瘀汤为主方治疗。中医对于以疼痛为主要症状的疾病具有较好的治疗效果，只要辨证准确，选方用药精当，都会起到很好的治疗效果。

（赵迎盼）

 ## 9.什么是中医的异病同治?

答：痰湿困脾是中医学消化科的常见证候，这一个证候可以见于多种疾病。

首先来看一下异病同治。异病同治指不同的疾病，在其发展过程中，由于出现了相同的病机，因而采用同一方法治疗的法则。中医治病的法则，不是着眼于病的异同，而是着眼于病机的区别。异病可以同治，既不决定于病因，也不决定于病证，关键在于辨识不同疾病有无共同的病机。病机相同，才可采用相同的治法。

举一个临床的例子：女，58岁，退休公务员。胃痛，闷痛为主，反酸、烧心，头痛，小便短少发黄3年余，形体肥胖130kg，膝关节疼痛，遇冷及潮湿天气加重，平素喜欢热食，易疲劳。查：胸部X线片示右心室扩大，心电图正常，肝、肾功能大部分正常，血常规正常，尿常规示脓细胞40个/高倍视野（HP），血压170/120mmHg，大便2次/日。

舌干红，苔厚腻，脉沉。

患者是典型的痰湿困脾，具体的状态如下所示。

病名	状态	病因	病机	治法
慢性胃炎	闷痛反酸		脾虚气滞	健脾理气祛湿
高血压	170/120mmHg		上蒙清窍	健脾利湿
尿路感染	脓细胞40个/HP	痰湿困脾	湿浊下注	健脾利湿清热
肥胖症	体重130kg		湿浊停着	健脾利湿
关节炎	疼痛遇潮冷加重		寒湿下注	健脾利湿温阳

治疗以经典的二陈汤和苓桂术甘为底方：半夏12g、陈皮12g、车前子20g、茯苓18g、桂枝6g、丹参15g、白术25g、益母草15g、猪苓12g、大腹皮12g、炙甘草10g。6剂水煎服。

同时必须进行减肥治疗。

服药1周后，患者感觉很好，小便已经清澈，其他症状正在缓解，继续上方服用2周调理。

这个患者这么多的症状，最核心的就是痰湿困脾，由于痰湿困脾太严重了，所以出现了脾虚气滞，气机不畅则反酸、烧心，上蒙清窍，寒湿下注，湿浊留注四肢。痰湿上蒙清窍出现头痛，湿浊下注到尿路，出现尿路感染，下注到关节，出现膝关节疼痛，湿浊停着，形体肥胖，应该以健脾利湿为治疗方法。而治疗这么多的症状，就用了一个方法。这五种疾病使用的是中医的一个治疗原则即健脾利湿。这就是异病同治。

（甫　寸）

10.如何理解中医消化科的同病异治?

答：首先说明两个概念："病"和"证"。中医讲辨"病"，也讲辨"证"，"病"好理解，但什么是"证"呢？举个例子，同是感冒，发病的时间、地点不同，加上患病的人不同，会有不同的表现，采用相同的治疗，效果却可能千差万别。这就说明，单纯辨"病"可能并不全面和立体，还需要再进一步细分，就是辨"证"，所以，通俗的理解，"证"就是不同的类型。中医理论认为，"证"比"病"对选择疾病治疗方法的意义更大，证同治同，证异治异。那同病异治就是指同一种疾病，由于发病的时间、地点，以及患者机体的反应性不同，或处于不同的发展阶段，所表现的证不同，因而治法也不一样。

举个简单的病例来说明。老王和老李是邻居，老王身材高大，体型健壮，脾气急躁；老李却是一个瘦小的人，平素从不迁怒于人。近一段时间两个人都出现了胃里隐隐作痛的情况，两个人相约一起到医院看病，都做了胃镜检查，检查单上都写着"慢性萎缩性胃炎"的诊断，本以为治疗应该差不多，但没想到一前一后看同一个消化科的专家，开出的方子却大不一样，但两个人吃药以后效果都不错。原因在哪里呢？医生根据老王胃痛以及一些其他的伴随症状，辨"证"为肝郁气滞型，采用了柴胡疏肝散和金铃子散为主方治疗；老李的症状及舌脉表现和老王大不相同，医生辨"证"为脾胃虚弱型，采用了香砂六君子汤为主方治疗。药对上了"证"，所以才能取得不错的疗效。同病异治的另一种情况就是同一个人，在疾病的不同阶段，采用的药物也不同，是因为"病"虽然没有变，但"证"在疾病不同阶段发生了变化，这也是很多病的人要定期不定期去找中医调方子的道理所在。

（赵迎盼）

11. 中医如何治疗胃痛?

答: 胃痛又称胃脘痛,是以上腹胃脘部近心窝处的疼痛为主症的一类病症。胃痛既是中医病名,也是临床症状表现,多见于西医之急性胃炎、慢性胃炎、胃及十二指肠溃疡、功能性消化不良及胃下垂、胃癌等病。

中医认为,胃痛的发生,主要由外邪犯胃,饮食伤胃,情志不畅和脾胃虚弱等,导致胃气郁滞,失于和降,不通则痛。

外邪犯胃尤以寒邪为多,受寒后出现胃痛,多见胃痛暴作,得温痛减,遇寒加重,中医治疗以温胃散寒为法,方用香苏散合良附丸。饮食不节,或过饥过饱,或五味过极,辛辣无度,嗜酒,蕴湿生热,损伤脾胃出现胃痛,多见胃痛,胀满,反酸,或呕吐不消化食物,吐后痛减。中医治疗以消食导滞、清化湿热为法,方用保和丸、清中汤。忧思恼怒,伤肝损脾,横逆犯胃,而发胃痛,痛久入络,多见胃痛连胁,遇烦恼疼痛发作或加重,嗳气后痛减,喜长叹息,中医治疗以疏肝解郁、化瘀通络为法,方用柴胡疏肝散、失笑散合丹参饮。若素体脾胃虚弱,运化失职,气机不畅或中阳不足,中焦虚寒,胃失温养而发生疼痛,多见胃痛隐隐,喜温喜按,乏力倦怠;中医治疗胃痛以养阴益胃,温中健脾为法,方用一贯煎合芍药甘草汤、黄芪建中汤。临证时需随症加减。

俗话说,胃病"三分治,七分养",可见调护之重要。在中医治疗的基础上,患者要养成有规律的生活和饮食习惯。忌暴饮暴食,饥饱不匀。如果胃痛持续不已者,应以清淡易消化食物为主,尽量避免进食浓茶、咖啡和辛辣食物,进食宜细嚼慢咽,慎用水杨酸、肾上腺皮质激素等西药。同时保持乐观的情绪,避免过度劳累和紧张。

(张丽颖)

12.中西结合的方法是不是适合所有的消化系统疾病?

答:中西医结合的方法是中西医学相互补充,取长补短,诊治疾病的医学形式。中西医结合包括在对疾病诊断上的病证结合,在治疗时的综合协调,在理论上的相互为用。病证结合就是运用西医诊断方法明确诊断,同时进行中医辨证,作出分型和分期。这样就从两种不同的医学角度审视疾病,既重视病因和局部病理改变,又考虑了疾病过程中的整体反应和动态变化,并以此指导治疗。综合协调是指在治疗的不同环节按中西医各自的理论优选各自的疗法,不是简单的中药加西药,而是有机配合、互相补充,这样往往能获得更高的疗效。理论上相互为用是根据不同需要,或侧重以中医理论指导治疗,或侧重以西医理论指导治疗,或按中西医结合后形成的新理论指导治疗。中西医结合治疗疾病,不仅能够做到标本兼治,而且可减少疾病的复发和突发。如中医结合治疗消化道肿瘤,当发现肿瘤后,首先需要用西医的手段将肿瘤切除,如有特别原因无法手术,或手术去除肿瘤不完全的患者进行西医放化疗,以及中医扶正治疗,既可以增强患者抵抗力,提高疗效,又可以减少毒副作用。中西医结合适用于所有的疾病,但在临床上,单用中医或西医也能取得很好效果的疾病,没有必要采用中西医结合。

(张丽颖)

 13.中医是如何认识肠易激综合征的?

答:肠易激综合征(IBS)是以腹痛或腹部不适伴有排便性状或排便习惯异常为特征的一种功能性肠病。罗马Ⅲ标准把IBS分为4个亚型:便秘型、腹泻型、混合型和不定型。IBS临床表现特征为腹痛、腹胀、腹泻或便秘。本病肠道无结构上的缺陷,但对刺激和生理反应过度或出现反常现象。随着近年来人们生活节奏的加快、饮食结构的改变，神经、精神、感染因素所致IBS有上升趋势。

根据本病的临床表现，中医认为属"腹痛"、"腹胀"、"泄泻"、"便秘"范畴；《中医临床诊疗术语·疾病部分》中将"肠郁"定义为"因情志不舒，气机郁滞，使肠道运化失常，以腹痛，腹泻或便秘为常见表现的郁病类疾病"，此与IBS更为接近。中医认为，肠易激综合征是因情志失调，肝郁气滞，肝脾不和，而使肠道气机不利，传导失司；或因中寒日久，脾阳虚弱损及肾阳，阳虚不能温煦中焦，运化失常而致；此外，饮食、劳倦与寒温失常也可影响脏腑功能失调而发生此病。本病病位在肠，但与肝、脾、肾功能失调关系密切。

中医治疗IBS审证求因，辨证如下。

（1）肝郁脾虚证　症见因情志怫郁，出现腹痛、肠鸣、腹泻，泻后痛减，烦躁易怒，治疗以疏肝健脾为法。

（2）寒热错杂证　症见腹痛，肠鸣，腹泻，大便不爽带粘腻，或腹泻与便秘交替，烦闷不欲食，口干，治疗以平调寒热为法。

（3）脾胃气虚证　症见大便稀溏，水谷不化，食欲缺乏，脘腹闷痛，稍进油腻或刺激性食物大便次数增多，面色萎黄，神疲乏力，治疗以补脾益气为法。

（4）阴虚肠燥证　症见便秘数日一行，硬结难解，腹部压痛，常伴头痛烦闷，治疗以滋阴通便为法。

（5）肠道瘀滞证　大便或溏薄或便秘，左少腹疼痛固定，并可扪及条索状包块，治疗以理气化瘀为法。在治疗过程中要注意各方面的配合，才能达到最佳的治疗效果。

（张丽颖）

 14.针灸能否治疗消化系统疾病？

答：针灸是中医治疗的一种方法，是一门古老而神奇的科学。目前，在亚洲、西欧、东欧和拉美等已有120余个国家和地区应用针灸为本国人民治病。据报道，针灸治疗有效的病种达307种，其中疗效显著的就有100多种。针灸疗法包括针法和灸法。在临床上，按照中医理论对疾病进行辨证，选择针灸方法及相应的配穴处方治疗，以通经脉、调气血，使阴阳归于平衡，脏腑功能协调，达到防治疾病的目的。针灸在长期的医疗实践中，形成了一套治疗疾病的方法体系，具有适应证广、疗效明显、操作方便、经济安全的特点，为保障人类健康发挥着重大的作用。

针灸在消化系统疾病治疗方面有较好疗效。中医认为，消化系统疾病属于胃痛、肋痛、吞酸、嗳气、便秘和泄泻等病证范畴，涉及针灸治疗的消化系统疾病多达数十种，其中比较多见且疗效肯定的疾病有膈肌痉挛、厌食症、功能性消化不良、胃下垂、胃溃疡、急慢性胃肠炎、急性（单纯性）胃肠痉挛、手术后肠麻痹、术后胃肠功能紊乱、便秘和肠易激综合征等。

现代研究发现，针灸有调节胃液、胰液分泌及胃肠蠕动，增加胃黏膜下血流量，促进溃疡愈合等作用。一些消化系统的不适症状，如胃痛、腹胀、腹泻、恶心呕吐和呃逆等，都可以通过针灸得到改善。针灸治疗的适应性广，除孕妇、出血性疾病、急症和外科病症外，其他消化系统疾病都有一定疗效。针灸治疗消化系统的方法主要包括针刺疗法、灸法、穴位注射、埋线疗法和耳压疗法等，通常起效较快。而且经常按摩中脘、天枢、梁门、足三里、上巨虚、公孙和内关等穴位，可以改善胃肠功能，起到保健作用。

（张丽颖）

15. 中医治疗泄泻的优势在哪里？

答：泄泻是指排便次数增多，粪便稀薄，甚至泻出入水样。与以腹痛、里急后重、黏液脓血便为特点的痢疾要鉴别开来。泄泻多见于西医的急慢性肠炎和肠易激综合征等疾病。中医认为，泄泻的主要病变在于脾胃与大小肠。其致病原因有感受外邪，饮食不节，情志所伤及脏腑虚弱等，脾虚、湿盛是导致本病发生的重要因素，两者互相影响，互为因果。

西医治疗泄泻主要是病因治疗和对症治疗。对于感染性腹泻，针对病原体的抗菌治疗为主；治疗渗透性腹泻，调节电解质平衡为主；治疗乳糖不耐受所致的腹泻，在饮食中剔除乳糖等。然而，临床上很多泄泻无法找到具体的病因。在改善症状上，西医主要是应用止痛、止泻、镇静药，如阿托品、碱式碳酸铋和苯巴比妥类药物等，此类药对身体有一定的副作用。中医治疗泄泻，并非单纯止泻，而是审证求因，充分体现中医整体观念及辨证论治的特点。寒湿（风寒）泄泻可见泄泻清稀，甚至如水样，或并有发热恶寒等症状，治疗用藿香正气散解表散寒，芳香化湿；湿热（暑湿）泄泻可见泄泻腹痛，泻下急迫，或泄而不爽，肛门灼热，发热口渴等症，治疗用葛根芩连汤清热利湿；食滞肠胃泄泻可见腹痛肠鸣，泻下粪便臭或伴有不消化之物，脘腹痞满等症，治疗用保和丸消食导滞；肝气乘脾泄泻可见每因抑郁恼怒或情绪紧张之时，发生腹痛泄泻症状，治疗用痛泻要方抑肝扶脾；脾胃虚弱泄泻可见大便溏泻，水谷不化，稍进油腻食物则大便次数增多，肢倦乏力等症状，治疗用参苓白术散健脾益胃；肾阳虚衰泄泻可见五更泄泻、腹部作痛、肠鸣即泻、泻后则安、腰膝酸软等症，治疗用四神丸温肾健脾，固涩止泻。中医治疗腹泻，在辨证基础上，配合针灸疗法，效果更加显著。

但对严重失水或由恶性病变所引起的泄泻，应采用综合性治疗。

另外，泄泻的预防调护非常重要，平时要注意饮食卫生，不暴饮暴食，不吃腐败变质食物等。且泄泻患者饮食要清淡易消化，不宜吃甜、冷和肥腻的食物。慢性泄泻患者，应加强锻炼身体，以增强体质，如体操、太极拳和气功等。

（张丽颖）

16.中医药如何治疗慢性萎缩性胃炎?

答:慢性萎缩性胃炎(CAG)是指胃黏膜呈慢性炎变和固有腺萎缩,致使胃黏膜变薄,黏膜肌层增厚的慢性胃黏膜病,可伴有肠腺化生和异型增生。以胃体或胃窦为多发。本病与胃癌的发病有密切关系,1987年,世界卫生组织将本病列为胃癌的癌前状态。胃炎演变为胃癌的过程即从浅表性胃炎→慢性萎缩性胃炎→肠上皮化生和不典型增生→胃癌。慢性萎缩性胃炎患者发生胃癌的概率要比普通人高,但并不是所有的患者都会发生癌变,与胃癌之间并无必然联系,只要做好定期复查,平时合理调养,保持情绪乐观,就可以防止慢性萎缩性胃炎癌变。

中医学认为,CAG的病机特点是本虚标实,病变部位虽在胃,但涉及脾、肝、胆和肾等脏腑,而且其他脏腑的病变亦可影响脾胃的功能而产生疾病。因此,辨证应着眼于整体而兼顾局部的病理改变,并将治脾胃融入整体调理之中,以调其不调为根本大法。CAG的临床表现多种多样,但主要表现为胃脘痞满不适。中国中西医结合学会消化系统疾病专业委员会2003年重庆制定的方案将其分为六型:脾胃不和型;脾胃虚弱型;脾胃湿热型;胃阴不足型;胃络瘀阻性;脾虚气滞型。针对各种证型采用相应的治疗方法和方药(中药汤剂或中成药),也可对CAG进行针刺、灸药结合、穴位注射、穴位贴敷等治疗。CAG的治疗尤其要重视患者的日常调护。CAG患者饮食要细嚼慢咽,食量适中,食物要新鲜而富有营养,保证有足够的蛋白质、维生素及铁的摄入,按时进食,不暴饮暴食,生活有规律,注意劳逸结合,保持心情愉悦。

(张丽颖)

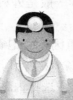

第五篇　医患沟通

 1.腹痛患者怎样选择就诊科室？

答：腹痛是临床上最常见的症状之一，它可涉及多科的疾病，急性腹痛发病急，变化快，病情重，需尽快诊断，及时治疗，一旦延误诊断，后果严重，甚者可危及生命。因此，急性发作时如何尽快选择就诊科室就显得尤为重要。

一般情况下，根据腹痛的发病缓急、疼痛的性质、疼痛的部位、伴随症状，以及诱因或加重因素可以作出初步判断。

（1）发病缓急　突然发作性剧烈腹痛应该在外科就诊；生育年龄的妇女发生腹痛时，一定要考虑为妇科的急腹症；慢性、周期性、节律性中上腹部腹痛，有压痛，与饮食关系密切，考虑为消化性溃疡，应选择内科就诊。

（2）腹痛的性质　持续性钝痛、锐痛、刺痛或持续性疼痛阵发性加剧，应选择外科就诊；间歇性痉挛性疼痛考虑为胃肠炎，应选择内科就诊。

（3）腹痛的部位　一般上腹部疼痛应选择内科就诊；下腹部疼痛应选择外科就诊；生育年龄的妇女发生下腹痛，要考虑妇科急症。

（4）腹痛的伴随症状　腹痛伴发热、黄疸、休克或血尿时，应选择外科就诊；腹痛伴随恶心、呕吐或腹泻，考虑内科或感染科就诊。先腹痛后发烧的，一般是外科疾病，而先发烧后腹痛的，一般是内科疾病。

（5）腹痛的诱因或加重因素　饱餐、饮酒后突然发作上腹部剧痛，应考虑胃、十二指肠溃疡穿孔，应选择外科就诊；有不洁食物史考虑为急性胃肠炎，应选择内科就诊。

总之，引起腹痛的原因有很多，牵涉到的临床科室也很多，及时诊断和治疗很重要。另外需要提醒的是14周岁以下，腹痛患者宜先在儿科就诊为好。

（易小梅）

2.如何教会消化科患者正确叙述自己的病情？

答：消化门诊的患者有各自的特点，一坐下来，就会有不同的叙述。或者从吃饭说起，或者说自己的愿望，或者讲述一个自己的故事，或者提出稀奇古怪的问题，让我们应接不暇。

而医生却千篇一律，记录病情的方式有统一的标准。每一个医学生，经过一段时间的训练，都会有一个比较僵化的思维，那就是，先问主诉。

主诉是什么？是患者最难受的症状以及持续的时间，如胃痛反复发作3个月。记录主诉是很有重要意义的，利于医生迅速把握主要矛盾，为患者解决最难受的症状而思考。

其次是病史，疾病发生的前前后后，有什么因素发生的，经过什么治疗，治疗效果怎样，随后是当下的症状，这是疾病最重要的思考线索，把握这些，医生就要开始从叙述的蛛丝马迹中作出判断。

医生的诊疗就是在和患者的沟通中，不停地做着无数个选择题，并且要找到选项的依据，于是，没有办法判断的时候，医生就要做个检查，包括物理诊察望、触、叩、听，即中医的望、闻、问、切。有时候还需要辅助检查，包括各种实验室检查、X线和

CT等检查。

通过这些检查医生会做一个初步的诊断，随后，再根据患者的具体状态，选择合适的诊疗方案和医嘱。所以，医生在和患者交流的时候，就应该让患者明白。

医生希望患者讲述病情的时候，有一定的顺序为好。医生有能力判断什么是主诉，也能做最佳的思考，但是，为了更准确地判断病情，患者还是不要在叙述上兜圈子为好。

我们介绍一些医生的工作流程，对于老患者也许会起到事半功倍的作用，这也是和患者的一种沟通，让患者逐渐明白医疗的过程，参与医疗的过程，遵循循证诊疗的理念，共同配合，面对疾病。这样也会让患者更有主动性，疾病的治疗，50%靠吃药，另外50%需要自己的努力才能更快、更完全地恢复健康。

（甫　寸）

 3.消化系统疾病的诊疗中，如何达到医患共识？

答：在门诊中，医患双方的沟通是很重要的，所处的位置不同，观点也不尽相同，很多症状和疾病的联系，以及治疗的方法，只有在医患双方达成共识的情况下，才能得到有效的执行，才能更好地应对疾病，恢复健康。

负责任的诊疗不是缓解一时，不是一个单个药物，而是一段时间的个体化诊疗方案，这个方案要激发人体的功能，逐渐不用药而恢复健康。

诊疗中重要的在于制定个体化的方案。如老年人的便秘，需要一定的通便药物的协助；如果是个年轻人，不用吃药，也可以恢复健康。

同时，这个方案让通便的药物逐渐减少，给自身功能的恢复创造条件。尽量做到不吃药而恢复健康，是我们医生应该追求的目标。

（甫　寸）

4.什么样的诊疗对于消化系统疾病才是事半功倍的？

答：慢慢看病就是快速而且事半功倍的诊疗。为什么说慢慢看病反而是"快速"的事半功倍的诊疗呢？

第一，疾病的诊疗是一个复杂的过程，这一点，很多患者并不清楚。我的患者经常问我，我的胃痛吃什么药可以好。就这个胃痛，就会分为好多个情况，涉及多个系统疾病的可能，也潜伏着心脏病的危险，而判断究竟问题在哪里，需要根据多方面的信息进行综合分析。

第二，疾病的诊断永远都是概率，在正规医院的诊断都不会是100%的正确，医生们都是尽最大的职责来保证最高的诊断正确率。即使很有把握的诊断，医生都不敢说你肯定是这个疾病，只有掌握更多的信息，才能见微知著，更详细的问诊和检查，才会不遗漏信息，全面的问诊和检查，更多的时间医患交流，才是快速事半功倍的诊断。

第三，治疗的有效性也永远是概率：再有名的专家，也是治好的可能性大一些，而不是包治百病，所以，有些大专家没有治好的病，小医生给治好了，一点也不奇怪，这不是大专家的失误，也不是小医生水平比大专家高，而是治疗的复杂性决定的，考虑治疗方案是医生们深思熟虑的过程，尤其是中医辨证阶段，需要更多的时间。

第四，反言之，我顺从患者的意见，快速处理，几分钟打发一个患者，到头来只能回头再来看病，无形中耽误了时间（医生门诊时间，患者路程及等待时间）。好像当时是快了很多，但是终究是事倍功半。

第五，很多疾病，都是源于着急生气，如果能够转变一下，到平静的心态，疾病就会有更快更好的方式恢复到健康，而这些内容，都是需要和患者沟通的，要建立充分的信任和依从性，就要有平和的心态，就要有一定的时间来进行语言上的沟通和疏导。

从各个方面来看，医生和患者都需要平静的心态，慢慢地进行沟通，才是最快的诊疗方法，才会有更多的彼此信任和交流。由此医生更好地把握患者的病情，患者可以更好地听清楚，记清医生的语言，达到最佳的治疗效果。

端正看病的态度，才是事半功倍诊疗的基石，才能让诊疗充分而具体的实现最大的价值。

（甫　寸）

 ## 5.消化系统疾病的诊疗如何面对网络和电话诊疗？

答：当面诊疗是最佳的，不见面而利用现代手段的诊疗需要慎重和综合考虑。

疾病诊疗信息的不对等和一些专业不知晓的误解，容易让患者产生偏信。最常见的还有各种媒体不正确的宣传和广告。某某药物治疗某病效果特别好，以至于很多患者不诊断就治疗，凭借症状就吃药，或者就是找医生确认一下，"我胃痛吃这个药就好了吧？"

从症状到疾病、到诊断、到治疗，一共四个环节，而且每个环节都是概率，就是都有出错的可能。反应疾病本质的症状，根据不同的时相和补充的辅助诊断，才能确定是某一个疾病的范畴，而确诊这个疾病，更需要多个环节的综合考虑，如何应对这个局面，让疾病向着好转的前进，通过怎样的药物治疗才能恢复。这里面每个地方都不能明确得到结论，即使是最简单明确的小疾病，也有拿不准的时候，怎么能从症状就开始选择治疗了呢。

由此可见，疾病的诊断和治疗是一个复杂的判断，任何人为想简单化的尝试都是徒劳的。举一个简单的例子，感冒的常见疾病，根据发热、流涕、头痛、头晕和咳嗽等症状基本上可以诊断这个疾病，那么，真的出现了这些症状，就一定是感冒吗？就单看发热这一个症状，有很多疾病可以表现为发热，而且出现了咳嗽，有没有肺炎呢？

胃部的疾病同样是这样，根据病程的长短，是否有胃痛、反酸、烧心、大便的颜色和性状的改变，不同的组合，有不同的疾病的判断，而且，根据程度的不同，使用的诊疗措施也不同。在中医诊疗看来，舌像还可以通过数码相机实现，而很重要的脉诊是无论如何实现不了的。望闻问切，四诊合参，而只有打折的问诊和望诊能够实现，缺少了至少50%以上的信息，在判断上，势必要少了很多的依据。

希望诊疗的简单化是医患双方共同追求的目标，但却是主观的一厢情愿，客观的复杂性让这一点无法实现。所以，诊疗以当面诊疗为最佳，医患双方在充分沟通交流的基础上，结合辅助检查，才能让诊断和治疗准确的概率提高一些，才能达到更好的诊疗效果。

（甫　寸）

患者咨询常见问题与解答丛书——消化科

参 考 文 献

[1]   纪光伟，杨春.成分输血和外科临床.中华外科杂志，2008，46（1）：
      7-8.

[2]   郑光礼，李俊华.全身疾病的消化道表现.天津：天津科学技术出
      版社，1993.

[3]   闻德亮，孙梅，张惠等.新生儿胃镜检查适应证与禁忌证的探讨.
      中华儿科杂志，1997，35（12）：661-662.

[4]   龚四堂，区文玑，潘瑞芳等.新生儿上消化道出血的纤维胃镜检查
      及临床研究.广州医药，2000，31（6）：17.

[5]   Hermanz-Schulman M. Infantile hypertrophic pylori c stenosis.
      Radiology，2003，227（2）：319-331.

[6]   胡亚美，江载芳.诸福棠实用儿科学.第7版.北京：人民卫生出版
      社，2002.

[7]   王建华，王小林，颜志平.腹部介入放射学.上海：上海医科大学
      出版社.1998.

[8]   纪光伟，纪文君，陈闻.迎接外科新技术的挑战.中华外科杂志，
      2007，45（19）：1302-1304.

[9]   陈凯，陈光，赵颖等.肝移植术后胆管狭窄的介入治疗.实用放射
      学杂志，2006，23（4）：508-509.

[10] 卢晓云，邹晓平，徐肇敏.肝移植术后胆管狭窄机理的初步探讨.
      中华消化内镜杂志，2006，23（4）：317-320.

[11] 汪根树，陈规划，陆敏强等.原位肝移植术后胆管狭窄的治疗（附
      43例报告）.中国实用外科杂志，2006，26（6）：432-434.

[12] 黄志强.现代腹部外科学.长沙：湖南科学技术出版社，1994.

[13] 吴在德，吴肇汉. 外科学. 第7版. 北京：人民卫生出版社，2008.

[14] 中华医学会外科学分会胆道外科学组. 肝胆管结石病诊断治疗指南. 中华消化外科杂志，2007，6（2）：157-161.

[15] 黄志强. 黄志强胆道外科手术学. 第2版. 北京：人民军医出版社，2010.

[16] 胡伏莲，周殿元. 幽门螺杆菌感染的基础与临床. 北京：中国科学技术出版社，2002.

[17] 吕农华，祝荫. 幽门螺杆菌耐药的现状与对策. 中华消化杂志，2011，31（1）：66-68.

[18] 周丽雅，崔荣丽，林三仁. 幽门螺杆菌感染与消化性溃疡. 中华消化杂志，2008，28（7）：436-439.

[19] 中华医学会消化病学分会幽门螺杆菌学组/幽门螺杆菌科研协作组. 第三次全国幽门螺杆菌感染若干问题共识报告（2007年8月庐山）. 中华医学杂志，2008，88（10）：652-656.

[20] 童锦禄，冉志华，沈骏等. 10天序贯疗法与标准三联疗法治疗幽门螺杆感染荟萃分析. 胃肠病学和肝病学杂志，2008，17（2）：106-109.

[21] 陈正言，姚建华. 阿尔维林-二甲硅油与硝苯地平治疗肠易激综合征的比较. 中国新药与临床杂志，1999，18（2）：94-96.

[22] 赵梦云，尤建萍. 丽珠肠乐口服与硝苯地平含化治疗肠易激综合征的对照观察. 新医学，1995，26（3）：131.

[23] 全国腹泻病防治学术研讨会组织委员会. 腹泻病疗效判断标准的补充建议. 中国实用儿科杂志，1998，13（6）：384.

[24] 盛晓阳，沈晓明. 锌缺乏与儿童感染性疾病. 中华儿科杂志，2007，45（3）：164.

[25] 顾蓁，沈华琴，赵普. 锌制剂防治小儿急性腹泻效果观察. 临床儿科杂志，2011，29（3）：249-251.

[26] 沈晓明，王卫平. 儿科学. 第7版. 北京：人民卫生出版社，2008.

[27] 王茂贵，王宝西. 现代儿科诊断学. 北京：人民军医出版社，2006.

[28] 权启镇，江学良.过敏性腹泻.山东医药，2001，41（14）：54.

[29] 董梅.小儿周期性呕吐综合征的研究进展.实用儿科临床杂志，2006，21（7）：378.

[30] 刘梅，黄永坤.周期性呕吐综合征的治疗策略.临床儿科杂志，2008，26（10）：835.

[31] 张德阳.内镜学.北京：人民卫生出版社，2001.

[32] 付春彬，李凤霞.巨大直肠结肠息肉的内镜处理.中华消化内镜杂志，2002，19（1）：49-50.

[33] 何晋德，王怀堂，刘玉兰等.常规电子结肠镜检查中结肠息肉漏诊分析.中华消化内镜杂志，2007，24（5）：354-356.

[34] 王承党，莫剑忠.小肠炎症和感染性疾病.见：萧树东，主编.第1版，江绍基胃肠病学.上海：上海科学技术出版社，2001.

[35] 郑芝田.胃肠病学.第2版，北京：人民卫生出版社，1993.

[36] 郑裕隆，赵乾元.我国小肠良性肿瘤2012例统计分析.实用癌症杂志，1990，5（2）：139-140.

[37] 纪光伟，杨怡.B超诊断阑尾炎的临床研究.中华实验外科杂志，1989，6（1）：4-5.

[38] 毕丽云.整体护理健康教育手册.广东：广东科技出版社，2004.

[39] 曹伟新，李乐之.外科护理学.第4版.北京：人民卫生出版社，2006.

[40] 张庆荣.临床肛门结肠外科学.天津：天津科技翻译出版公司，1992.

[41] 胡伯虎.结肠肛门病治疗学.北京：科学技术文献出版社，2001.

参考文献